c48

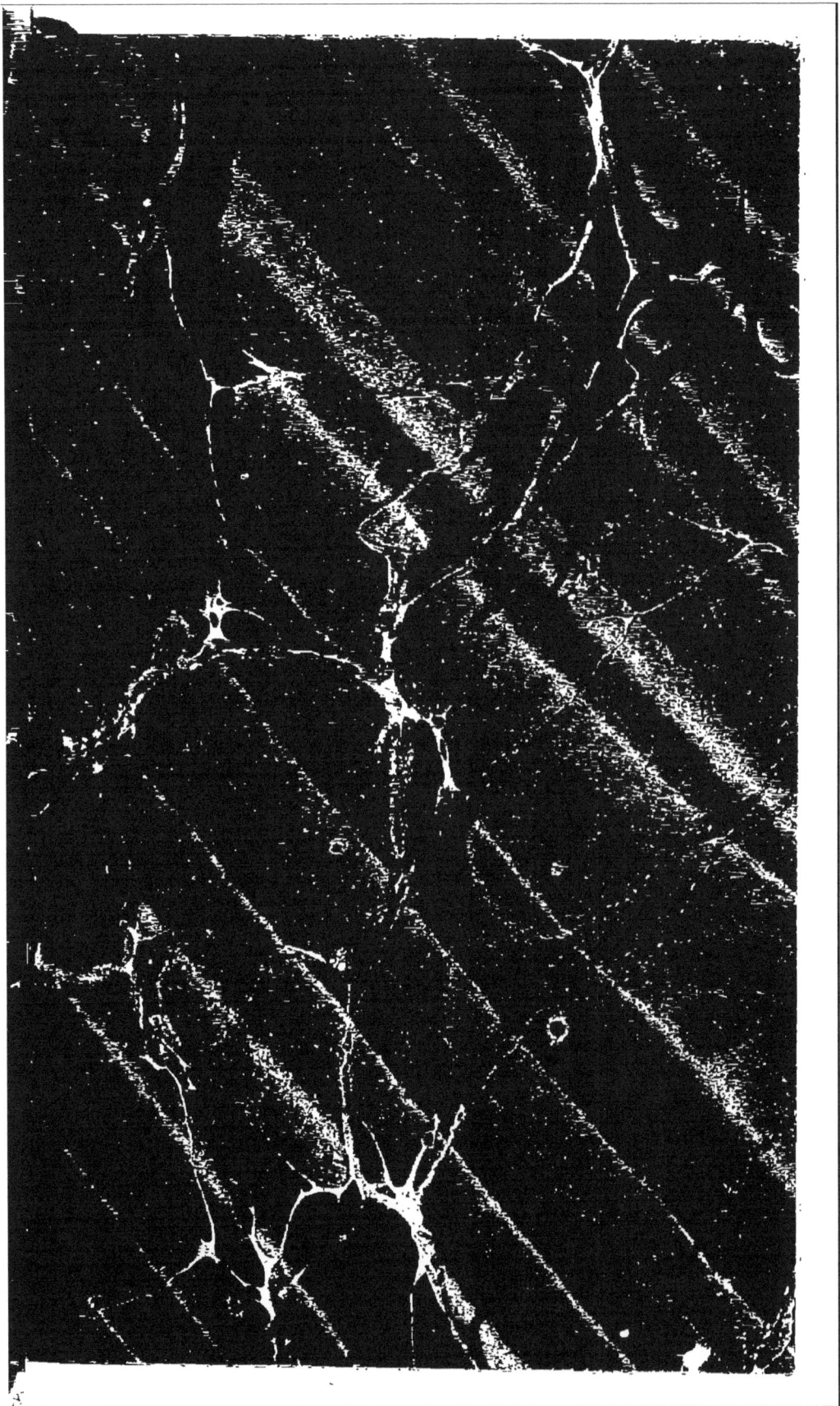

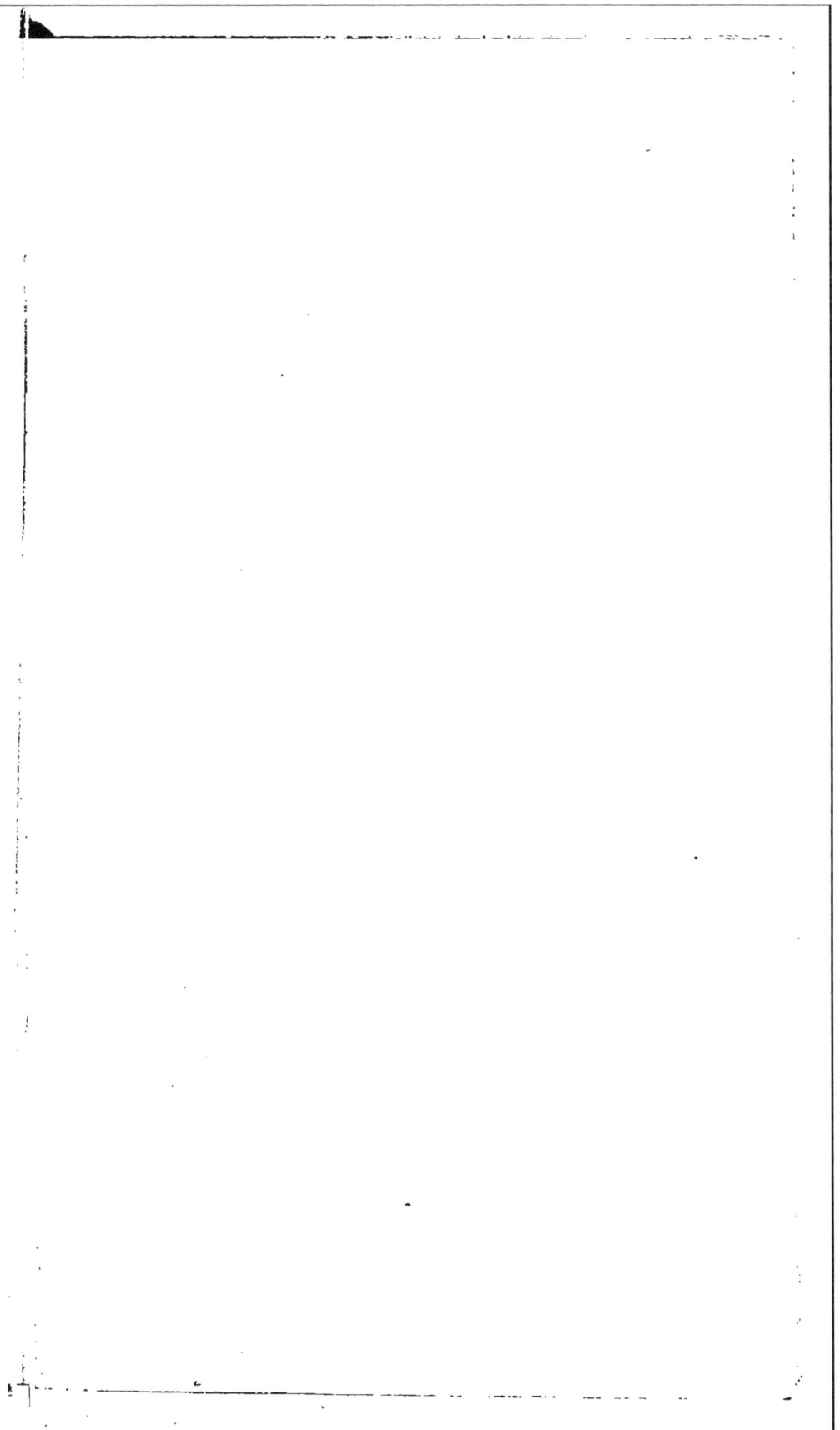

T 48
Ic 3

$T.2625.$
$F.a.k.$

DU DANGER

D'HABITER TROP TÔT

DES MAISONS

NOUVELLEMENT BÂTIES.

PARIS. — IMPRIMERIE DE CASIMIR ,

RUE DE LA VIEILLE-MONNAIE, N° 12.

DU
DANGER D'HABITER
TROP TÔT
DES MAISONS
NOUVELLEMENT BÂTIES;

PAR

THOMAS DAGOUMER.

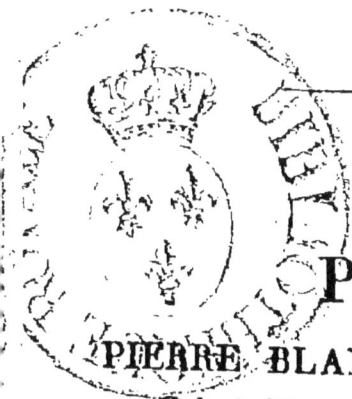

PARIS,

PIERRE BLANCHARD, LIBRAIRE,

Galerie Montesquieu, n° 1, au premier.

1825

PRÉFACE.

J'AI composé cet écrit pour mon instruction, et dans le dessein d'être utile : en le publiant aujourd'hui j'ai cru faire une bonne action.

On le distinguera de ces productions qui intéressent un moment, et sont oubliées le moment d'après. On le lira et relira , et chacun le méditera pour son propre avantage. Il s'agit de la vie ;

il est question de nos habitations nouvelles qui, par la cupidité des uns et la folie des autres,
sont devenues pour la multitude
la robe de Nessus.

J'ose recommander ainsi mon
propre ouvrage, et même insis-
ter sur cette recommandation,
parce qu'il est un écrit de bonne
foi et de vérité. C'est le tableau
fidèle des faits dont j'ai été témoin oculaire; et que j'ai re-
cueillis avec tout le soin et toute
la prudence dont je suis capable.
C'est l'expérience que j'ai de la

vie, ajoutée à l'expérience de ceux qui m'ont devancé dans la même carrière.

J'abandonne à la critique la forme de mon ouvrage : elle respectera le fond.

En voulant faire le bien, je n'ai pu éviter de croiser quelques intérêts, peut-être de choquer quelques amours-propres. Ces deux cordes sont délicates à toucher. Mais à la vue du danger croissant qui atteint la société tout entière, je n'ai point été détourné de ma résolution. S'il arrivait que quelques personnes m'en sussent mauvais gré , et qu'elles en témoignassent hautement de l'humeur, il appartient à ceux , pour qui cet écrit a été composé, de le défendre : pour moi , j'ai rempli ma tâche.

La gravité du sujet que je traite, et le poids du volume que je publie, éloignant toute idée de lucre ou de spéculation peu honorable, que la malignité pourrait m'imputer : je m'expliquerai sans détour. Pour prix de mon travail je demanderai donc une chose :

c'est que toutes les personnes éclairées, et d'une bienveillance active auxquelles je m'adresse, veuillent bien m'associer à elles, et m'aider à opérer le peu de bien que j'ai eu à cœur de faire, en mettant toute leur sollicitude à le répandre. Dans le nombre des personnes auxquelles je m'adresse, et sur la coopération desquelles je compte avec confiance, je comprends particulièrement et honorablement, MM. les rédacteurs de journaux. La question que j'agite se rattachant à l'inté-

rèt individuel , qui est celui de
tous , elle doit réunir tous les
hommes quelle que soit d'ailleurs
la nuance des opinions qui les
divisent sur tout autre sujet.

DANGER

D'HABITER TROP TÔT

DES MAISONS

NOUVELLEMENT BÂTIES.

———

Parmi les causes nombreuses qui tendent à altérer de plus en plus la santé déjà chétive des Parisiens, et à préparer pour l'avenir une génération plus souffrante et plus maladive, il est à signaler, comme une des plus redoutables et des moins redoutées, l'usage d'habiter

des maisons nouvellement cons-
truites. Cet usage n'est pas nouveau, sans doute, mais il est cons-
tant qu'autrefois il n'était reçu que
par le rebut de la société et par
quelques imprudens qui en ont été
victimes, tandis qu'aujourd'hui
il est, on peut dire, généralement
adopté. On voit même, chose sans
exemple jusqu'à nous, des personnes ne pas attendre que les
maisons soient achevées pour les
habiter. Sur un boulevard des
plus fréquentés, tout Paris a pu
être témoin qu'un limonadier, voi-
sin d'un théâtre, occupait le rez-
de-chaussée et le premier étage
d'une maison dont les étages su-

-périeurs étaient encore à faire ; et à l'exemple du limonadier, contre toute raison, on a vu d'autres personnes occuper successivement ses différens étages, à mesure qu'ils sortaient des mains des ouvriers. Tellement qu'il est exact de dire que cette maison était occupée du haut en bas qu'elle n'avait pas encore de toit. Cet exemple déplorable et trop public a fait loi depuis : aujourd'hui, nous sommes en 1825, les boutiques et les appartemens se louent sur le plan des maisons, c'est-à-dire, avant que les fondations aient été tracées sur le terrain. Depuis peu, l'impatience de jouir a trouvé le moyen d'aller plus loin : on prend actuellement possession d'une boutique qui est encore à faire, on s'achalande d'avance, en inscrivant son nom et sa profession sur un bout de planche placée, soit au devant du terrain sur lequel on doit construire, soit contre le mur de la maison qu'on y élève. Voilà ce qui se voit en plusieurs endroits.

J'ignore si parmi les réglemens de police sanitaire, il y en avait, avant la révolution, de relatifs à cet objet ; mais je me rappelle que les bourgeois de Paris de ce temps-là, étaient sous ce rapport, comme sous beaucoup d'autres, bien plus sages et mieux avisés que ceux du nôtre. Aujourd'hui, c'est à qui s'emparera d'une maison neuve : dans ce temps-là, c'était à qui ne l'occuperait pas. Les maisons neuves restaient vacantes dix-huit mois, deux ans et plus. Les nouveaux quartiers, comme ceux de la ville neuve et des Quinze-Vingts, ont été assez long-temps le repaire des mauvais sujets et des filles de joie. Tels étaient ceux et celles qui essuyaient les plâtres. Voilà ce que j'ai vu.

Qu'on vante journellement les lumières du siècle et les progrès des sciences et des arts, cela peut être à l'égard d'un petit nombre, *rari nantes*, mais il n'est pas moins vrai que dans le *gurgite vasto*, dans Paris, la société semble avoir une large taie sur les yeux, ou que si elle est riche en connaissances de luxe, elle manque de connaissances de première nécessité *. Car, il est de fait qu'une majorité effrayante vit dans une ignorance et dans une incurie inconcevables, sur tout ce qui tient

---

* Si la comparaison était permise, on pourrait dire de la classe instruite parmi nous, qu'elle ressemble à des personnes qui auraient des buffets garnis de biscuits, de macarons et de toutes sortes de friandises, mais qui manqueraient de pain.

de plus près à la vie, à la conservation de la santé et à beaucoup d'autres choses qui intéressent l'existence physique et morale. Il importe peu que les lumières soient dans les livres, c'est dans la pratique de la vie que l'on voudrait retrouver les fruits qu'elles portent. Avant la révolution, il y avait très-certainement plus d'ignorance sur beaucoup de choses inutiles au bonheur, et qui depuis sont devenues d'une funeste nécessité; mais il y avait des traditions sages et surtout un gros bon sens, un instinct de conservation que n'ont point remplacés notre instruction et tout le savoir qu'on nous prête. J'en demande pardon aux beaux esprits, aux savans et à quelques jeunes docteurs du jour.

Pour ouvrir les yeux du public sur le danger certain auquel il s'expose journellement, et qu'on ne peut mépriser que par ignorance, je ne peux mieux faire en ce moment que de rapporter ce qui a été publié a ce sujet, il y a une cinquantaine d'années, par l'abbé Jacquin.

« Quelque chose qui nuit beaucoup à la santé, dit notre auteur, et qui devient mortel pour beaucoup de monde, c'est la fureur où l'on est à Paris d'habiter promptement des maisons bâties en six mois *. Nos pères employaient pour construire leurs demeures des bois coupés depuis quelques années, et des pierres sorties de la carrière depuis un certain temps **. Pour nous, avides en tout de jouir, nous construisons avec des bois verds et des poutres humides, des habitations chargées de plafonds et de cloisons de plâtre, et décorés de

---

* Aujourd'hui on bâtit les maisons en moitié moins de temps, et dans toutes les saisons. Quelques-unes s'élèvent comme par enchantement.

** Aujourd'hui la pierre et le moellon sont employés saignant, c'est-à-dire, sortant de la carrière.

peintures à l'huile et de vernis,
dans lesquelles nous nous hâtons
de puiser la source de plusieurs
maladies, et souvent la cause de
notre mort.

« Le bois vert, outre le désa-
grément qu'il a de pourrir promptement, comme on a pu le remar-
quer à l'école royale militaire,
dont il a fallu renouveler au bout
de douze ans toutes les poutres *,
sue beaucoup la première année,
et communique à l'air une humidité qui occasionne un grand nom-

---

* On est dans l'usage aujourd'hui de
refendre les poutres, de tourner le cœur
en dehors, et de joindre les deux moitiés
dos à dos par des boulons de fer.

bre d'infirmités , comme des douleurs dans les membres , des rhu-
matismes , la goutte , et toutes les
maladies qui viennent de la trans-
piration interceptée. Il en est de
même des pierres nouvellement
tirées des carrières.

« Rien de plus pernicieux que
l'odeur des couleurs à l'huile et
des vernis : elle cause des vapeurs,
des suffocations, enfin la langueur
et la mort. Une expérience constante et journalière nous apprend
combien il est dangereux d'habiter trop promptement une maison
nouvellement bâtie. Hermocrate ,
au rapport du père de la médecine , fut attaqué d'une fièvre vio-

lente et d'une surdité, pour avoir couché à côté d'un mur neuf. Hoffmann rapporte que trois enfans périrent en deux jours d'une esquinancie, pour avoir passé quelques nuits dans une chambre nouvellement enduite de chaux. A la fin de l'année dernière, M. le duc de Chaulnes mourut de langueur, pour avoir habité trop promptement un hôtel nouvellement bâti. Le même accident est arrivé à M. de Bourlamaque, pour s'être trop pressé de passer une partie de la journée dans son cabinet nouvellement reconstruit, peint et vernissé. Un mois après sa mort, je fus presque suffoqué en entrant dans ce cabinet. P. 74 et 76. »

Il n'y aurait rien à ajouter à ce que dit l'abbé Jacquin , si des exemples pris dans des temps déjà loin de nous ne perdaient pas de leur autorité et de leur force : et si comme j'en ai la certitude, il ne se trouvait pas dans la société des personnes d'une opinion contraire à la sienne, qui seront en conséquence toutes prêtes à traiter de mal fondées, de puériles et chimériques, les craintes que je cherche à inspirer.

Il est vrai que parmi ces personnes, la plupart sont distraites par le soin des affaires, ou séduites

par une apparence de choses qui les
tient dans la sécurité. Le monde va
comme de coutume ; chacun va-
que à ses occupations ; la circulation est la même dans la ville ;
pour elles il n'y a rien de nouveau,
tout est bien. Nous ne sommes ni
misanthrope, ni pessimiste ; mais
que les mêmes personnes qui
voient superficiellement les choses, et jugent si légèrement de
Paris, se donnent la peine d'y regarder de plus près, et plus at-
tentivement, qu'elles apprennent
à le connaître, elles en jugeront
différemment. Elles lui recon-
naîtront deux aspects différens,
deux physionomies très-distinctes,

l'une gaie, qui est celle de quelques momens heureux * ; l'autre triste, qui est son état habituel. Qu'elles l'étudient sous ce dernier aspect. Si c'est trop exiger de ces personnes, qu'elles s'adressent à des médecins expérimentés et bons observateurs sur ce point. Ils leur

* Tel est Paris un beau dimanche de printemps, après de longs jours de pluie et de boue, et lorsque le soleil a dissipé les brouillards qui couvrent cette immense cité. C'est un spectacle réjouissant de voir ses nombreux habitans, hommes, femmes enfans, tous parés, tous animés par le plaisir, sortir de leur demeure dès le matin ; et par mille routes différentes gagner la campagne en toute hâte, et s'y répandre de tous côtés.

diront d'arrêter leur vue, et de porter leur attention sur ce grand nombre de figures pâles et blêmes et d'êtres languissans qu'elles rencontrent, qui se traînent péniblement dans les rues et les promenades publiques : ils leur diront de plonger la vue dans ces boutiques basses et humides qu'elles côtoient journellement sans réflexion, de jeter les yeux sur la plupart des femmes qui sont à leur comptoir, de les interroger sur leur santé et sur celle de leurs enfans. Ils leur diront de pénétrer dans l'intérieur des maisons, de parcourir les différens étages, pour entrer dans le détail des mi-

sères de la vie humaine ; et, que
là, elles verront les uns perclus ou
tourmentés par des douleurs de
rhumatisme et de goutte, les autres, affectés de catarrhes invété-
rés ou de pulmonie. Ceux-ci ayant
des fluxions sur les dents ou sur
les yeux ou sur les oreilles ; ceux-
là, et dans le plus grand nombre
une foule d'enfans, ou plutôt d'avor-
tons dartreux, rachitiques, scro-
phuleux, remplis d'humeurs ou
couverts d'emplâtres. Que, de re-
tour à la maison, elles fassent la
revue de tous ceux qui composent
leur famille, c'est bonheur, si
après une visite exacte, elles n'en
trouvent pas d'éclopés. Bientôt et

plus véritablement elles verront
Paris se transformer en un vaste
hôpital, et ses habitans, pendant
la mauvaise saison surtout, se par-
tager en malades et en convales-
cens sans pouvoir compter, dans
l'un et l'autre sexe, des individus
d'une santé constante et bien fran-
che. Je pourrais ajouter à ce que
je viens de dire le témoignage
d'un homme bien informé *, du-
quel il résulte, qu'à Paris, beaucoup de jeunes gens qui ont belle
apparence sous le frac, montrent

---

* Le colonel de gendarmerie L... B...
qui a été long-temps membre de la commission du département, chargée de la
réforme des conscrits.

bien des misères et des infirmités le frac bas. Rien n'est si commun, parmi la jeunesse de Paris, que les vices de conformation, les hernies, les hydrocèles, les varicocèles.

Et les femmes !

Si l'on trouvait ce tableau exagéré, qu'on veuille bien défalquer ou retrancher de Paris ce qui n'est pas Paris. Je veux dire cette foule d'étrangers et d'habitans de fraîche date, qui sont comme la fausse montre de cette grande ville ; les provinciaux qui abondent pour leurs affaires, et qui sont toujours par voie et par chemin. Les habitans des campa-

gnes voisines, qui viennent à Paris le matin et s'en retournent le
soir : une classe bourgeoise qui,
avec de l'aisance, a conservé des
mœurs simples et une vie régulière.

Les ouvriers des faubourgs éle-
vés, qui, toujours exposés à
l'air sont employés à des travaux
de force. Cette nuée d'hommes
qui quittent leur lieu natal pour
porter la livrée ; en un mot, qu'on
réduise Paris à ce qu'il est, c'est-
à-dire à ce noyau prodigieux fourni par la masse des citadins de
pères en fils, et l'on verra que le
tableau n'est qu'exact *.

* Tandis que ce tableau paraîtra exagéré à certaines personnes, il sera vu par

On ne rapportera pas uniquement à l'insalubrité des habitations les maladies nombreuses qui attaquent les Parisiens ; c'est en cela qu'il y aurait de l'exagération, et nous sommes loin de le donner à entendre. Ces maladies dépendent d'autres causes, dont nous avons suffisamment parlé ailleurs * , nous voulons seu-

d'autres comme un tableau ordinaire, c'est-à dire, de tous les temps dans les grandes villes. Je m'inscris en faux contre cette assertion, dont je démontrerai l'inexactitude dans un autre moment.

* Pour faire comprendre cette dernière phrase, je dois dire que l'écrit que je publie en ce moment appartient à un autre plus étendu, dans lequel je parle des mœurs

lement dire , ou plutôt établir ,
comme une vérité constante ,
comme un fait avéré , que dans
l'état de faiblesse et de susceptibi-
lité maladive où sont les Parisiens,
l'usage , ou pour parler comme
l'abbé Jacquin , la fureur qu'ils
ont d'habiter des maisons à peine
achevées , doit influer sur eux
beaucoup plus que sur des individus plus forts , qu'elle y influe
déjà d'une manière sensible et funeste , et qu'elle doit contribuer
pour l'avenir à rendre l'espèce
plus misérable et plus chétive

actuelles de Paris, et de leur influence sur
la vie , la santé et les maladies des habitans de cette ville.

qu'elle n'est : voilà ma thèse.

Il est d'autres personnes qui sans ignorer le danger auquel les exposent les maisons neuves, ferment en quelque sorte les yeux dessus pour n'en être pas effrayées, se bercent d'un espoir mal fondé et finissent, après quelque hésitation, par suivre l'exemple du grand nombre. Avertissons-les, et proposons-leur de nouveaux exemples, afin qu'une terreur salutaire s'empare d'elles, s'il est possible, et qu'elles évitent des maux sans remèdes qu'augmenteraient encore d'inutiles regrets.

FEUILLET DÉTACHÉ

DU NÉCROLOGE PARISIEN,

ou

Suite d'observations sur les maladies
mortelles qui reconnaissent pour cause
particulière, et non équivoque, l'insalubrité des habitations humides ou
nouvellement bâties.

Paris renferme une classe
nombreuse d'individus qui sont
destinés à être les victimes des
conditions de la vie sociale, les
uns par légèreté, les autres par
la plus dure des lois, celle de la

nécessité. Sans exclure personne, ce n'est point pour cette classe que je rapporterai les observations suivantes ; elles auraient le sort du bon grain semé le long du chemin ou dans les épines. Il est une autre classe qui, avec plus de raison et de lumières, et dans une position plus heureuse, pêche néanmoins par une ignorance dont est coupable notre éducation la mieux soignée *. A celle-là sans doute, il ne faut que montrer tout le danger auquel expose une con-

---

* Je regrette de ne pouvoir justifier ici cette sortie contre notre éducation ; mais le peu d'étendue d'une simple note s'y refuse. J'en ferai quelque jour un article séparé.

duite aveugle , pour l'engager à suivre les conseils de la sagesse et de l'expérience , c'est à elle plus particulièrement que je m'adresse, proposant moins ce qu'il faut faire que ce qu'il faut éviter.

Il me serait facile de multiplier les observations du genre de celles que je vais rapporter ; les matériaux ne me manquent pas. Mais pour ne pas me rendre fastidieux et fatigant, je me contenterai d'en prendre un petit nombre parmi celles que j'ai recueillies , et de faire choix de celles qui sont les plus complètes , les plus saillantes et les plus propres à faire l'impression que je veux produire. C'est

dans la même intention que je
prendrai la forme de la narration
qui n'est pas médicale. Je n'écris
pas pour les médecins, quoique
quelques-uns puissent en profiter.
Je les diviserai en deux sections :
dans la première il sera question
des maladies occasionées par les
habitations humides; et dans la seconde de celles qui peuvent être
attribuées spécialement et sans
équivoque aux maisons nouvellement bâties. Je prendrai plusieurs
observations de cette dernière , et
je pourrais dire la presque totalité
dans une même maison , sans
qu'il soit entré dans mon intention de la désigner en particulier.

Je n'ai aucune raison d'agir ainsi,
et ce serait d'ailleurs jeter sur elle
une défaveur qu'elle ne mérite pas
plus que beaucoup d'autres, car,
au moment où j'écris, un grand
nombre de maisons de tous les
quartiers ne sont ni plus ni moins
malsaines à habiter pour le présent. Grâce aux soins du gouvernement, Paris s'embellit et s'as-
sainit de jour en jour : des rues
étroites sont remplacées par des
rues larges; des maisons entassées
les unes sur les autres, sont tra-
versées par des percées dans plusieurs sens. Des compagnies et
de simples particuliers ont également contribué à faire de quel-

ques quartiers un séjour aussi sain qu'agréable, et d'un aspect enchanteur *. Mais d'autres particuliers ne se modèlent pas tous sur un si bel exemple. La cupidité qui est la maladie morale du moment ; les spéculations de l'agiotage sur les maisons ; l'intérêt sordide de quelques maçons, soi-disant architectes, dont toute la science consiste à mettre des pierres les unes sur les autres, pour gagner sur la façon ; la confiance

---

* Tel est dans le quartier du faubourg Poissonnière une partie des rues d'Enghien, Hauteville, et surtout *le passage Violet*, qui traverse de la dernière rue à celle du faubourg Poissonnière.

mal placée d'un assez grand nombre de propriétaires, ont trouvé
le moyen de faire autant de mal
que le gouvernement a fait de
bien sous le rapport de la santé pu-
blique. La disposition de quelques maisons nouvellement bâties
est telle, qu'elles tomberont de
vétusté avant d'être habitables,
longe fuge. D'autres qui étaient
saines et agréables parce qu'elles
avaient des cours n'en ont plus,
ou n'en ont que de tellement
petites et étroites, qu'elles ressemblent plus à des conduits de
cheminée qu'à des cours. Les bâtimens qui les entourent n'ont que
quatre étages, parce qu'un régle-

ment de la police des bâtimens a fixé à cinquante-quatre pieds la hauteur des maisons, sans quoi les étages s'élèveraient, s'il est permis de le dire, indéfiniment. *Tirer à la location*, voilà le mot du jour, qui part de bouches intéressées, circule dans le monde, et sert de règle à beaucoup de personnes, qui ne réfléchissent pas qu'en se conduisant d'après, elles ne servent pas toujours leurs intérêts et desservent à coup sûr la société pour long-temps *.

Il est une chose plus délicate que celle des maisons, c'est celle

---

* La durée moyenne des maisons à Paris, est de 3oo ans.

de parler des personnes qui les
habitent. Mais cela était inévitable dans la position où je me suis
rencontré. On ne peut trouver les
choses que là où elles sont, et les
prendre qu'autant qu'elles sont ac-
cessibles. La circonspection que
j'ai mise dans mes paroles, la manière générale dont je me suis ex-
primé, garantit ceux dont il est
question de toute espèce d'offense,
et me met à l'abri du reproche.
Ce que j'ai dit des personnes que
j'ai en vue, pourrait se dire également d'un grand nombre d'autres personnes de tous les quartiers. Il n'y a pas de ville plus
variée que Paris, sous certains

rapports , et en même temps plus
semblable à elle-même sous d'autres. Il me fallait des exemples.
Je ne fais pas malignement et pour
égayer le lecteur une peinture
des ridicules du moment , encore
moins une satire des mœurs et
des usages de tels ou tels en particulier , mais , un tableau général d'un aspect affligeant et douloureux , qui puisse imprimer une
terreur salutaire aux imprudens ,
et instruire efficacement ceux qui
vivent sans le savoir au milieu
d'un danger certain et imminent.
Je dis ce que je vois devant moi ,
j'exprime ce que je sens, à la vue
d'un grand nombre de personnes

de tout âge et de tout sexe, qu'une position inexorable condamne à une mort prompte et certaine, où qui ne survivent à l'arrêt prononcé contre eux que par une espèce de sursis, lequel n'est qu'une rigueur de plus ajoutée à leur condamnation.

Enfin une raison toute médicale m'a forcé de me conduire ainsi que je l'ai dit; la voici : Rien n'est plus difficile à Paris que de suivre une observation dans tous ses points. L'étendue de la ville, la distance à laquelle on est les uns des autres, les mutations fréquentes, le passage des individus ou des familles d'un quartier dans

un autre qui est opposé ; la diffi-
culté de savoir ce qui se passe d'in-
dispensable à noter ; l'inconstance
des malades qui, avec ou sans motif, changent de médecin comme
on change de vêtement : toutes ces
causes réunies et d'autres finissent
par engendrer le dégoût, et font
qu'on renonce à recueillir des faits,
ou si l'on persiste, qu'on n'a que des
fragmens d'observation, des lambeaux qui ne sont d'aucune utilité. J'ose donner celles que je
propose comme exactes et complètes.

_____

PREMIÈRE SECTION.

Observations relatives aux maladies occasionées par l'extrême humidité des
lieux habités.

Ire OBSERVATION.

La femme d'un marchand de
vin traiteur de la montagne de
Belleville , occupait habituelle-
ment une salle commode par son
étendue et la proximité de la
cuisine, mais qui se trouvait en
même temps la plus humide et
peut-être la seule malsaine de
toute la maison. Faisons-la connaître par une description suc-

cinte. Qu'on se figure une grande
salle au rez-de-chaussée, tournée
au nord, ne recevant de jour que
par une fenêtre unique qu'on
n'ouvre jamais : un bâtiment voi-
sin qui lui cache le peu de soleil
qu'elle pourrait recevoir : une
cour le plus souvent pleine d'eau
et même d'immondices : exté-
rieurement un mur couvert d'une
chancissure verdâtre et noirâtre,
jusqu'à la hauteur de trois ou quatre pieds ; intérieurement ce mur
suintant de toutes parts l'humidité,
et laissant voir des lambris et des
papiers de tenture pourris et tombant par lambeaux ; tel était le
local que j'avais à dépeindre.

C'était dans cette salle que la marchande de vin, installée devant une table, travaillait, selon la saison, tantôt à la couture, tantôt à des menus ouvrages de son état. Chacun en ce monde a une place d'adoption ; la sienne était marquée par un large fauteuil placé du côté de la fenêtre, et près du mur qu'elle pouvait toucher du coude. Un voisinage si dangereux devait à la longue agir d'une manière funeste sur la santé de cette femme, et finir par amener des accidens graves. C'est aussi ce qui arriva. Tant qu'elle conserva sa jeunesse et son activité elle fut

exempte d'aucune incommodité.
Je ne compte pas la grossesse, l'accouchement et ses suites. Mais il
n'en fut pas de même lorsqu'elle eut
atteint le déclin de la vie, rendue
pesante par un excès d'embonpoint
et la perte de sa première vigueur,
elle devint paresseuse, sédentaire,
passant le long des jours et les
soirées d'hiver dans son fauteuil.
Moins capable, alors, de résister,
et plus exposée à l'action malfai-
sante du mur contre lequel elle
était constamment, elle ne tarda
pas à en ressentir les effets. Elle
se plaignit d'abord d'éprouver des
malaises, et d'avoir des douleurs
dans les membres, tantôt dans un

bras, tantôt dans une cuisse, et elle
indiquait du geste le côté qui regardait le mur. Elle se plaignit
davantage quand ses douleurs,
qui n'avaient été que légères et
instantanées, eurent acquis plus
d'intensité et de durée. A cette
occasion, je lui répétai ce que je
lui avais déjà dit maintes fois, que
ses douleurs provenaient du voisinage du mur. Que le coin qu'elle
avait affectionné était mal choisi,
et qu'elle devait l'abandonner,
sans quoi elle s'en trouverait infailliblement plus mal par la suite.
Monsieur, ce n'est pas cela, me
dit-elle, il y a plus de quinze ans
que j'y travaille. Raison de plus,

lui dis-je, pour l'abandonner. Il
y a quinze ans vous étiez plus
jeune, plus forte qu'aujourd'hui,
dans cinq vous le serez moins,
vos douleurs augmenteront et gare
les accidens. Plus tard elle paya
chèrement le peu de cas qu'elle
avait fait de mes avis, car, quelques années après, elle fut atta-
quée d'un rhumatisme aigu qui dé-
généra en rhumatisme chronique,
et finit par la paralysie de tout
le côté droit, qui avait été plus
particulièrement exposé à l'humidité du mur. C'est dans cet état
que la marchande de vin est mor-
te, après avoir langui six ans,
privée de la parole, de la rai-

son et de l'usage de ses membres.

J'ai dit qu'il était douloureux de voir des personnes condamnées à mort par leur position, survivre par une espèce de sursis qui n'est qu'une rigueur de plus ajoutée à la condamnation. L'expression est forte, mais la pensée m'en est venue souvent à l'esprit en voyant une femme que sa bonne constitution et sa vie simple et régulière appelaient à pousser la plus longue carrière exempte d'infirmités ; être punie sans miséricorde d'une infraction à un seul des préceptes de l'hygiène par une mort prématurée et l'état le plus humiliant de dégradation physique et moral !

C'est ainsi qu'une seule faute peut rendre nul tout ce qu'on a fait de bien d'ailleurs.

IIᵉ OBSERVATION.

JE fus appelé, il y a une dou-zaine d'années, pour voir une pauvre femme qui avait une in-disposition. Comme elle était pa-ralysée de tout un côté, je la ques-tionnai pour découvrir ce qui avait pu déterminer cette maladie. J'ap-pris de cette femme qu'elle avait été ravaudeuse, et qu'elle avait travaillé long-temps dans une al-lée où il y avait un puits non loin de la porte. Qu'obligée, dans l'été, de se rapprocher de la mardelle de ce puits pour n'être pas incommodée par l'ardeur du soleil, elle y avait gagné des fraîcheurs et peut-être sa paralysie; et elle avait raison.

IIIe OBSERVATION.

Tout local qui a servi à déposer du sel de cuisine conserve pendant long-temps et même pour toujours * une humidité qui le rend dangereux à habiter. Il l'est pour les hommes comme pour les femmes, mais plus particulièrement pour ceux et celles qui mè-

* A moins qu'on n'ait la précaution de repiquer les murs et d'enlever les terres salées.

nent une vie sédentaire; l'observation suivante va nous en four-
nir une preuve très-remarquable.

Un épicier prend une boutique
située dans la principale rue d'un
des faubourgs de Paris : il succède
à un marchand de sel commun.
Sa femme est âgée de trente-six
ans : elle est d'une belle taille et
d'une bonne constitution : l'embonpoint, le teint et la gaîté an-
noncent chez elle une bonne santé. Deux ans après, sans aucune
cause connue ou appréciable,
autre que celle du local humide et
froid qu'elle habite, cette femme
qui est assidument à son comptoir ou dans son arrière-boutique,

commence à tousser, puis quelque temps après, elle tousse davantage ; enfin, sa toux devient
fréquente et très-fatigante. Son
teint se flétrit, sa poitrine s'af-
faisse, elle maigrit sensiblement;
la paume de ses mains est chaude
et aride; elle est plus mal à son
aise vers le soir que dans la
journée. Ce fut à cette époque de
sa maladie que cette femme me
fit appeler; je la connaissais de
longue main. Il me fut facile,
d'après ce qu'elle me dit de son
état, et par l'examen attentif de
toute sa personne, de reconnaître
les symptômes d'une phthisie pul-
monaire déjà fort avancée. En

jetant les yeux sur l'arrière-boutique où nous étions, je lui dis :
Madame, votre logement est bien
humide et bien froid. Cela n'est
pas étonnant, me dit-elle, celui
qui était ici avant nous avait fait
de tout ce bas un dépôt de sel de
cuisine. Eh bien, madame, re-
pris-je, voilà la cause principale
de votre maladie toute trouvée.
C'est uniquement à l'humidité de
votre logement que vous devez
le dépérissement de votre santé.
Vous vous serez enrhumée dans
le principe sans trop y prendre
garde, et ce rhume qui aurait pu
n'avoir pas de suite dans un en-
droit sec, s'est aggravé ici où tout

est d'une humidité extrême. Elle
se refusait à cette idée, parce que
sa boutique était bien achalandée.
Elle me cita plusieurs exemples
qui ne prouvaient rien , si ce n'est
que les marchands confondent
facilement l'intérêt de leur com-
merce avec celui de leur santé
qu'ils mettent en seconde ligne.
Aussi beaucoup acquièrent de la
fortune, et meurent quand ils l'ont
acquise.

Quelque temps après ma première visite , le mari de cette
femme, convaincu de la vérité et
de l'importance de mes représentations , par l'assurance positive
que lui donna le docteur Jean

Roi neveu, appelé en consultation, se décida à changer de
domicile; mais comme ce déplacement ne pouvait se faire subitement, et que sa femme ne vou-
lut pas quitter son comptoir, la
maladie s'aggrava rapidement.
Six mois après, c'est-à-dire, peu
de temps après son déménagement, elle mourut.

IVe OBSERVATION.

Un marchand de planches qui
demeurait dans un faubourg élevé
de Paris, et dont l'habitation était
spacieuse, tenté par l'espérance
d'une meilleure fortune, quitta ce
quartier pour s'établir dans la rue

Saint-Merri : son nouveau local est aussi sombre, aussi humide et triste que le premier était aéré, sec et gai. Qu'on se figure une famille d'animaux prise dans les champs ou dans les bois, et renfermée tristement dans un réduit étroit et obscur : telle était cette famille parisienne, transplantée du faubourg Saint-Laurent dans le centre de la ville de Paris. Une cour étroite et entourée de tous côtés par des maisons élevées, est encombrée de planches. Une eau sale et fétide coule dans le ruisseau. Les chambres sont basses, et ne reçoivent qu'un jour de reflet, point d'air, point de soleil.

Quel fut l'effet de ce déplacement ? C'est ce que je vais dire
en peu de mots. Trois petites filles
blondes, bien portantes, compo-
saient la famille du marchand de
planches. On eût dit trois bou-
tons de roses pour leur fraîcheur,
tant qu'elles habitaient le faubourg; la ville gâta bientôt ces
trois petits chefs-d'œuvre. Au
jeux d'exercice en plein air, suc-
cédèrent des amusemens séden-
taires dans le coin d'une chambre
obscure. Aller de la maison pa-
ternelle à l'école, puis revenir de
l'école pour jouer à la poupée,
et causer tout bas, lorsque auparavant elles pouvaient babiller

hautement et courir tout à leur
aise , voilà leur nouvelle existence. Elle devait bientôt flétrir
ces charmantes créatures ; une
année s'était à peine écoulée , que
ces petites filles , semblables à
ces plantes qui s'étiolent par l'absence du soleil et de la lumière,
se décolorent peu à peu, et deviennent d'une paleur maladive.
Elles mangeaient bien avant, leur
appétit se perd , et au manque
d'appétit , succède l'amaigrissement, la tuméfaction du ventre,
des coliques , des dévoiemens ,
des maux de tête, etc. Elles deviennent moroses , silencieuses ,
toujours pleurant ou se plaignant;

bref leur santé s'altère; celle de
la plus jeune, ayant inspiré des
craintes au père, il m'engagea à
passer chez lui. Je trouvai ses
craintes malheureusement trop
bien fondées ; la petite était dans
l'état le plus inquiétant. J'avais
déjà prévenu cet homme que son
nouvel établissement était sujet
à bien des inconvéniens, dont le
plus certain et le plus facile à
prévoir était la perte de sa santé
et de celle de sa famille. Cette
fois, je lui déclarai sans ménage-
ment que la médecine offrait peu
de ressources contre une maladie
que le bon air, dont on manquait
dans son local, pouvait seul ou

presque seul guérir; en d'autres
termes, que le peu de bien des
remèdes ne pouvait compenser le
mal que l'air malsain produisait.
Je lui dis que le parti le plus sûr
était d'envoyer à la campagne ses
petites filles toutes malades qu'elles
étaient, ou de les mettre en pension dans leur ancien quartier.
C'est mon intention, me dit le
père, mais ce ne sera qu'au printemps; on était alors dans l'au-
tomne; en vain je lui représentai
que le déplacement était urgent,
qu'il fallait se décider tout de suite,
sans quoi je ne répondais pas de
la plus malade; elles restèrent à
Paris. Je continuai de donner des

soins à la plus jeune qui dépérit de jour en jour, et mourut dans la première quinzaine de février suivant.

Le père, aussi effrayé de l'avenir qu'affligé de la perte d'un enfant qu'il chérissait par-dessus les autres, fit partir sur-le-champ les deux restantes. pour Belleville, où elles furent mises dans une pension. Plusieurs mois après je les revis, et les trouvai ayant recouvré leur santé, et repris en partie leur embonpoint et leur fraîcheur.

Un exemple tout semblable s'est offert dans un enfant de trois ans, fils unique de M. ****, marchand de .... Cet enfant était souvent malade, et toujours mal portant; il aurait fini par succomber, ou tout au moins par rester languissant à Paris. Je conseillai au père de l'envoyer à la campagne demeurer dans une maison qu'il avait à quelques lieues de Paris. Il y demeure depuis plus d'un an, et se porte à merveille. Pour surcroît de bonheur, sa grand'mère, aux soins de laquelle il est confié, se trouve guérie spontanément d'un catarrhe très-ancien, dont elle n'avait pu se débarrasser à Paris.

—

DEUXIÈME SECTION.

Observations relatives aux maladies mortelles, dont la cause peut être rapportée, sans équivoque, à l'influence des maisons nouvellement bâties.

Vᵉ OBSERVATION.

UNE femme plus que septuagénaire, d'une constitution sèche et nerveuse, est atteinte subitement d'un accès de folie. Une idée fixe s'est emparée d'elle et l'agite ; ses yeux sont étincelans, et son regard sinistre. Un parent, qu'elle a toujours affectionné, est devenu

tout à coup pour elle un sujet de
craintes les plus chimériques. Elle
veut fuir sa présence, bien qu'il soit
absent : elle s'approche à plusieurs
reprises de la croisée de sa chambre ; elle veut l'ouvrir et se jeter
par la fenêtre pour se dérober à
ses poursuites. Après plusieurs
heures employées vainement à la
rappeler à la raison et à lutter
contre elle, l'effroi s'empare des
parens, et je fus appelé. Comme
il n'y avait rien à faire pour le moment, et que la nuit était déjà
avancée, je rassurai les parens,
et leur donnai le conseil de sur-
veiller très-attentivement la malade jusqu'au lendemain matin,

où je reviendrais si l'on me faisait appeler : ce qu'on ne fit pas. Huit jours après cet accident cette femme mourut.

J'ai su depuis que la malade avait recouvré sa tranquillité et une partie de sa raison vers le matin, et que les parens, trompés par cette apparence de mieux sont restés dans la sécurité jusqu'au moment où la mort est venue les désabuser. Cette histoire, pour le dire en passant, est celle de bien des personnes ; elle ne doit point être perdue. Trop s'effrayer dans un premier moment, souvent sans grande raison, et trop facilement se rassurer quand il y a un danger réel, voilà ce qui est très-ordinaire dans le monde. Dans les cas extrêmes on dirait qu'on a recours au médecin bien moins pour soulager les malades que pour se rassurer ; la frayeur calmée, on ne songe plus au malade, et quelquefois au médecin. Je reviens à mon sujet.

Quelle était la maladie de cette femme ? une affection cérébrale et nerveuse très-intense, à laquelle elle était disposée depuis quelque temps, d'après le rapport des parens : une chambre particulière qu'elle occupait depuis peu de jours détermina sa folie passagère comme symptôme d'une affection plus profonde et plus grave. On a vu dans le passage que j'ai extrait de l'ouvrage de l'abbé Jacquin, que M. le duc de Chaulnes mourut de langueur, pour avoir habité trop promptement un hôtel nouvellement bâti : que M. de Bourlamaque eut le même sort pour s'être trop pressé de passer une partie de la journée dans son cabinet nouvellement reconstruit, peint et vernissé. La femme en question se trouvait exactement dans le même cas ; je veux dire que sa chambre à coucher, qui fait partie d'un bâtiment de construction toute récente, sortait d'être peinte et vernissée. Il faut

ajouter que cette chambre, située
sur un derrière, tire son jour d'une
cour étroite et très-humide. Je
n'ajouterai rien à cette observation ; elle n'a pas besoin de com-
mentaire. Je dirai seulement que
j'ai vu avec peine cet exemple,
aussi frappant que ceux donnés
par les ducs de Chaulnes et les
Bourlamaque, ne faire aucune
impression sur les personnes de
la maison, dont plusieurs cependant courent des risques que l'a-
venir leur révélera.

VIe OBSERVATION.

Je ne sortirai pas de la maison
qui m'a fourni l'observation pré-

cédente ; et celle que je vais rapporter sera double. Quelque temps après la mort de la personne dont j'ai parlé, une femme couche son enfant bien portant dans un berceau près d'un mur neuf. Le lendemain, à son réveil, oh ! surprise douloureuse, elle le trouve mort ! Presque dans le même temps un enfant, nouvellement né, meurt dans les mêmes circonstances. Les personnes qui voudront rapprocher ces deux faits de ceux cités par Hoffman, pourront facilement reconnaître leur identité, et demeurer convaincues que la cause de la mort est la même dans les deux cas. Les trois enfans

dont parle Hoffman périrent en
deux jours, pour avoir passé quelques nuits dans une chambre
nouvellement enduite de chaux:
ici deux enfans périssent pour
avoir habité une pièce nouvellement construite, et couché près
d'un mur neuf. Il y a évidence
dans ce cas, comme dans l'autre,
pour quiconque n'est pas aveuglé par le plus grossier comme
par le plus fatal préjugé.

VIIe OBSERVATION.

La loge d'un portier, dans les
trois quarts des maisons de Paris,
est une chose monstrueusement
odieuse, inhumaine, et l'on pour-

rait dire criminelle. En effet, s'il
y a dans une maison un coin sale,
humide, infect, obscur, c'est là
que l'on fourre celui qui est pré-
posé à la garde de nos biens, et
à la sûreté de nos personnes,
c'est-à-dire auquel nous nous
confions, corps et biens. Il faut
le dire, il ennoblit le mépris qu'on
fait de sa personne ; et en cela
il y a une sorte de justice. La
misère fait courir après une porte
comme on court après une place
importante; mais, quand celui qui
la brigue l'a emportée sur ses com-
pétiteurs, il n'est pas plutôt ins-
tallé dans sa bauge, qu'on me
pardonne l'expression, qu'il de-

vient l'ennemi de tous ceux qui sont sous sa clef. Il y aurait beaucoup à dire sur ce chapitre.

Ce n'est pas tout ce qui peut arriver de plus malheureux à un portier. C'est bien pis encore quand le local qui lui est destiné fait partie d'une maison neuve, et qu'il l'habite. Cette fois il faut qu'il périsse, ou qu'il y gagne des maladies incurables ou des infirmités, lui, sa femme et ses enfans. C'est le cas de la condamnation dont j'ai parlé.

Ce que je dis est exact, sans compter nombre d'exemples de personnes mortes par cette cause, dont j'ai entendu parler souvent

dans le monde. J'ai connu des familles qui ont péri, et j'en connais d'autres qui languissent, et
d'autres encore qui seront infailliblement victimes de l'impru-
dence que je signale, contre laquelle je ne trouve pas de termes
assez forts, d'expressions assez hos-
tiles. Je doute même que, parmi
les personnes dans les mains desquelles cet écrit tombera, il s'en
trouve qui n'aient pas, de leur
côté, des faits ou des exemples à
ajouter à ceux que je rapporte. Je
ne me constitue pas le défenseur
officieux des portiers ; ma solluci-
tude se porte de préférence sur le
malheureux que le sort le plus

triste contraint de regarder comme une faveur le réduit qu'on daigne lui accorder pour veiller à la garde d'une porte, qui n'est pour lui que la porte du tombeau. Car toute personne qui a reconnu les inconvéniens ou les dangers d'un logement, est libre de se porter ailleurs; le portier est attaché à sa loge.

Au sujet des erreurs commises dans le choix des logemens, je ferai la remarque que les bâtimens neufs, qui pullulent en ce moment à Paris, sont l'occasion de déménagemens plus fréquens que par le passé *. Beaucoup de personnes,

* Depuis dix-huit mois la population de Paris est devenue nomade sans sortir des

séduites par l'apparence ou les convenances, et quelquefois par la modicité du prix de la location, prennent un appartement dans ces

murs de la ville. Les mutations sont si fréquentes, que, dans l'espace d'une année, tout un quartier a pu être renouvelé plusieurs fois : d'où il résulte, *experto crede Roberto*, que, si l'on a besoin de s'assurer des détails circonstanciés d'un fait positif qui s'est passé six mois auparavant, en prenant des renseignemens sur les lieux, il est difficile, pour ne pas dire impossible, d'avoir satisfaction sur le point qu'on désire savoir. On ne trouve plus de témoins, et même de contemporains du fait. La tradition en est perdue, et jusqu'au souvenir effacé. — Voilà un des traits caractéristiques de l'histoire du moment, que nous laissons aux chroniqueurs à venir.

sortes de bâtimens, sans songer au reste; et, trois mois après, elles le désertent à cause de l'humidité qui gâte et pourrit tout, meubles et tentures; car la santé n'est comptée pour rien dans tout ceci. Quelquefois les raisons les plus frivoles décident seules à quitter un logement malsain. Et, à ce sujet, je pourrais citer l'exemple d'une jolie dame qui quitta le sien, dont l'humidité était extrême, donnant sérieusement, pour motif de son déménagement, la perte de son ombrelle qu'elle avait enfermée pendant quelques jours seulement dans une armoire de sa chambre à coucher. Mais je

me tais pour parler des hommes,
qui sont moins excusables.

A la compassion qu'inspire le
sort du malheureux, qui est l'es-
clave de sa position, succède l'é-
tonnement à l'égard de ceux que
l'aisance ou la fortune laisse entièrement libres de leurs actions
et de leur conduite. Je n'ai point
en vue, je le répète, telle ou telle
personne, telle ou telle maison;
je parle en général, et ce que je
vais dire peut se rencontrer souvent et dans tous les quartiers de
la ville. En effet, n'est-il pas étonnant que des personnes auxquelles
l'âge donne de la prudence, ou
que des infirmités avertissent d'è-

tre attentives à tout ce qui peut intéresser la santé, soit en bien, soit en mal; n'est-il pas étonnant, dis-je, que ces mêmes personnes soient si légères et si inconsidérées sur le choix de leur logement? et ce qui redouble l'étonnement, quand elles y sont installées, si elles y sont continuellement malades ou malingres, qu'il ne leur vienne pas même à la pensée de soupçonner que leur logement, reconnu malsain, puisse contribuer au mauvais état de leur santé? Qu'arrive-t-il de là? Que les individus d'une pareille famille tombent malades les uns après les autres, et alternent ainsi ; heureux de ne pas succomber tous à la fois ! Voilà, dira-t-on, une famille bien malheureuse ! Oui, certainement. Mais j'ajouterai, par sa faute, et par une faute qui ne pardonne pas.

Le fait suivant prouve que les animaux privés de la raison, dont l'homme fait si peu de cas, ont au moins, ce qui vaut mieux pour la santé, plus d'instinct pour leur conservation que ceux dont nous venons de parler. Le propriétaire d'un cabriolet de place ayant loué une écurie dans une maison toute neuve, deux chevaux qu'il avait refusèrent d'y entrer la première fois qu'on les y conduisit. Il fallut les faire entrer de force, et encore eut-on assez de peine. Ils avaient raison, ou plutôt ils sentaient le danger qu'il y avait d'habiter cette écurie ; car l'un des deux (vieux à la vérité) mourut quelque temps après.

A ce fait j'en joindrai un autre que je tiens de bonne source , et qui est plus marquant. Un riche fermier des environs de Paris a perdu, depuis peu, une vingtaine de chevaux de prix pour les avoir mis dans une écurie tout nouvellement bâtie, et les avoir nourris avec du fourrage engrangé dans les greniers de cette écurie. J'ai su, depuis, que le fils de ce même fermier avait été très-gravement malade pour avoir habité un local dont la construction était de même date que celle de l'écurie, et qu'il est encore languissant.

VIIIe ET DERNIÈRE OBSERVATION.

A l'entrée de la ruelle St.-Laurent, qui commence à la montagne de Belleville, et aboutit au boulevart de la Chopinette, on voit une maison, bâtie il y a une quinzaine d'années, dont un côté se trouve enterré à cause de la pente rapide du terrain. Celui qui l'a fait bâtir, s'étant hâté de l'habiter avant son achèvement, a été

bien cruellement puni de son im-
prudence. Huit jours après son
entrée il fut mis en terre, lui,
sa femme et ses enfans ; à l'excep-
tion d'un qui résista à une maladie
grave, dont la convalescence a été
longue et languissante.

———

Les exemples cités dans les
huit observations que je viens de
rapporter, sont de nature à faire
faire de tristes et sérieuses ré-
flexions sur le danger que nous
signalons. Puissent-elles faire revivre d'anciennes traditions et ra-
mener les Parisiens au gros bon

sens et à l'instinct de conservation de leurs pères! Puissent-elles leur servir à repousser un usage si funeste, et surtout à se mettre en garde et à se prémunir contre quelques apparences qui semblent le favoriser; attendu que des gens irréfléchis ou intéressés ne manqueront pas de s'en prévaloir pour trouver bien ce qu'on fait, en traitant de puériles et de chimériques les craintes que je m'efforce d'inspirer. Je reviens sur ce point, parce que j'ai entendu des personnes, de peu de sens à la vérité, soutenir en ma présence, que de telles craintes étaient bonnes autrefois; mais qu'aujourd'hui elles étaient sans fondement : ce qui était accueilli par les assistans. Je laisse ces hommes pour ce qu'ils valent ; je combattrai seulement les apparences sur lesquelles ils peuvent s'appuyer.

Je regrette de pouvoir dire que, parmi des hommes regardés comme des oracles de la santé, et qui, en cette qualité, sont appelés à donner aux autres des conseils d'hygiène , il y en ait qui soient les premiers à les enfreindre sur ce point. Indépendamment du mauvais exemple qu'ils donnent, et du mal qui peut leur en revenir, car ils ne sont pas moins vulnérables que d'autres, comment ne craignent-ils pas qu'on leur applique le passage de l'Écriture où il est parlé de l'aveugle qui en conduit un autre * ?

Je pourrais faire la même remarque au sujet des hommes de lettres. Mais il ne faut pas se brouiller avec tout le monde. Il me sera seulement permis de dire que, quand l'élite de la société, qui donne nécessairement le ton, va de travers, on ne doit pas être étonné si les classes inférieures ne marchent pas droit.

Corrigez-vous, messieurs, et

---

* *Numquid potest cæcus cæcum ducere? nonne ambo in foveam cadunt?*

corrigez-nous, sans quoi je ne sais où nous irons, ou plutôt je sais trop bien où nous allons ! Je rentre dans mon sujet. Je conviens que toutes les personnes qui passent un terme ou deux dans un bâtiment neuf, dont elles sont chassées par l'humidité des murs, ne meurent pas comme dans le dernier exemple cité. J'avoue même qu'il y en a qui ne sont pas sensiblement affectées pour le moment : ce qui induit en erreur ceux et celles qui n'y regardent pas de si près, et les autorise à rapporter des exemples qui ne prouvent rien pour l'avenir. Mais je puis assurer, avec l'abbé Jacquin, et tout ce qu'il y a de recommandable parmi les médecins, que tous ceux qui habitent une maison neuve, sauf quelques exceptions peu flatteuses pour les privilégiés, deviennent plus sujets aux maladies, et que plusieurs prennent le germe d'affections qui se développeront et se manifesteront plus tard par les effets les plus fâcheux. Le fait suivant est trop saillant, et vient trop bien à l'appui de ce que j'avance, pour n'être pas rapporté. Dans le moment où je tenais la plume, j'ai été appelé par une famille qui demeure depuis douze ans dans une maison dont elle a essuyé les plâtres. Qu'ai-je vu au

premier aspect ? un père borgne,
une femme avec de l'embonpoint,
mais un teint plombé et toute ma-
lingre ; et un fils de vingt ans, af-
fecté d'une maladie de langueur,
jugée incurable !

Nonobstant ce cruel exemple,
je suis forcé de reconnaître qu'il
y a des individus assez robustes
pour résister aux causes les plus
capables de ruiner entièrement la
santé. J'ai connu un homme, sans
profession autre que celle de frau-
deur, qui avait couché près de
trente ans, soit à la belle étoile,
soit dans une écurie sur le pavé,
souvent sans litière, et qui, dans
un âge avancé, était exempt d'in-

firmités * : il était, à la vérité, grossier et stupide, et je ne ferai pas l'injure aux Parisiens de les comparer à cet homme, comme aussi, de leur côté, ils voudront bien ne pas me donner un démenti, en se mettant sur la même ligne que lui pour la force. Cet homme, qui n'avait de l'humanité que l'animalité, était une de ces machines rares dont l'organisation est si forte, et dont les parties sont dans une si parfaite harmonie, qu'elles ne peuvent ni se déranger, ni s'user : or, la prudence ne permet

---

* Je pourrais citer plusieurs individus de cette trempe, mais ils sont rares; et un seul suffit pour exemple.

pas au commun des hommes, et surtout aux Parisiens, de se régler sur un pareil modèle, les exceptions qu'on pourrait m'opposer ne pouvant servir qu'à confirmer ce que j'ai avancé dans le cours de cet écrit. Tout ce qu'on peut dire en faveur des constructions nouvelles n'est pas soutenable; et les hommes qui se respectent *, et respectent ceux de leur sang, pour ne pas revivre dans des enfans qui seraient la honte de leur race, n'imiteront pas la multitude inconsidérée qui, semblable à des

* Allusion faite aux filles de joie et aux mauvais sujets, qui jadis, à Paris, essuyaient les plâtres.

étourneaux, va donner tête bais-
sée dans le panneau des mauvais
exemples : pour parler sans figure, ils se donneront de garde
d'habiter des maisons sortant des
mains des ouvriers.

Après avoir signalé le danger
d'habiter trop tôt des maisons
neuves, et d'occuper des logemens humides, je ne dois pas
omettre de parler d'un autre danger qui en est la suite : ce danger
résulte du silence qu'on garde le
plus souvent sur ce qui est relatif
à l'habitation ; et il consiste en ce
que les secours de la médecine,
destinés à soulager les malades,
peuvent tourner contre eux , et

compromettre innocemment leur existence. La médecine est un procès dans lequel l'instruction de la cause doit précéder le jugement. La cause mal informée, le procès ne peut être que mal jugé. Mais ceci veut être éclairci par un exemple.

On a pu voir, par les observations qui précédent, le peu d'attention et d'importance que les personnes citées attachaient à l'humidité et à l'insalubrité de leur demeure.

La marchande de vin, se plaignant de douleurs dont elle demande la raison, répond à ce que je lui dis du danger qu'elle court en se tenant constamment près d'un mur humide, par un : Monsieur, ce n'est pas cela.

Le marchand de planches ne peut entièrement se persuader, malgré mes instances, que la maladie de ses enfans tienne à sa nouvelle demeure.

La femme septuagénaire a un accès de folie, et meurt ensuite subitement, sans que ses parens se doutent de la cause de ce double accident.

Deux enfans meurent subitement, sans que ces deux événemens, qui arrivent coup sur coup, produisent d'autre effet que la stupeur.

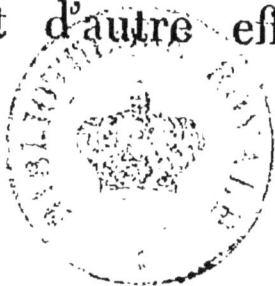

La dame déménage , parce
qu'elle trouve son ombrelle et ses
souliers couverts de moisissure,
sans songer aucunement au danger qu'elle court elle-même pour
sa santé.

Telle est la disposition d'esprit
dans laquelle sont la plupart des
hommes, et telle est aussi la raison du silence qu'ils gardent sur
ce qui a rapport à leur demeure. Mais quelle en est la conséquence? qu'on expose, sans s'en
douter, un médecin à commet-
tre, dans sa pratique, des erreurs
dont les malades sont passibles,
sans qu'on puisse légitimement
lui en faire un reproche. Car dans

ce cas, où la médecine est toute conjecturale, puisqu'elle n'a pas le moyen d'asseoir son jugement, il ne peut que suivre les règles de son art, au risque d'en faire une application inutile ou dangereuse. Supposons, par exemple, qu'un médecin, le premier venu, ce qui est assez ordinaire, eût été appelé pour donner des soins aux petites filles du marchand de planches, qui sont le sujet de ma quatrième observation, et qu'au lieu d'être instruit comme je l'étais de la véritable cause de leur maladie, et du seul moyen de les guérir, ce médecin s'en fût uniquement rapporté aux apparences. Il aurait facilement reconnu une maladie quelconque, il l'aurait baptisée pour lui et pour les assistans, aux questions desquels il faut répondre. Il l'aurait traitée en conséquence et selon les règles de l'art; rien n'aurait manqué au traitement; aucun reproche n'aurait pu raisonnablement lui être adressé. Quelle aurait été la récompense de tous ses soins ? qu'au lieu de perdre une des petites sœurs, ce qui était inévitable, il les aurait très-probablement mises en terre toutes trois : je dis probablement, parce qu'il est des cas de maladies, et celui-ci est du nombre, où la guérison ne peut

s'obtenir par un traitement mé-
thodique, et par l'emploi des remèdes officinaux, mais par l'é-
loignement des causes qui ont
donné lieu à la maladie, et qui
la maintiennent.

Cette médecine pourra bien ne
pas plaire aux malades et au commun des médecins; mais je la crois
la seule véritable, et réellement
profitable, au moins dans le cas
supposé.

Elle pourra ne pas plaire aux
malades, parce qu'il existe en
médecine, comme en matière de
religion, une créance vraie, et
une créance superstitieuse; et que
cette dernière est généralement

6*

celle des malades. La médecine n'est point où l'ignorance et la fantaisie la supposent, mais là seulement où elle est utile, et dans ce qu'elle peut. Pour le vulgaire, elle est tout entière dans le breuvage qu'on lui présente dans une fiole : à ses yeux, de sages précautions, un conseil éclairé, salutaire, ne sont rien. Point de fiole ! point de médecine ! l'absolution peut remettre toutes les fautes ; mais les remèdes ne guérissent pas tous les maux.

Cette médecine pourra ne pas plaire aux médecins, qui, trop confians dans les connaissances du jour, dédaignent les connais-

sances anciennes, et surtout l'expérience ; mais elle est conforme
à celle d'Hippocrate, et se trouve
implicitement renfermée et re-
commandée dans le premier de
ses aphorismes, lorsqu'il dit que
tout ce qui entoure le malade
externa, doit concourir à sa guérison *.

Je n'ajouterai rien à ce que j'ai
dit des nouvelles bâtisses sous le
rapport de la santé ; je ferai seulement observer que, depuis le moment où j'ai conçu le projet de
cet écrit, ce qui nous reporte à

---

* *Opportet autem non modo se ipsum*
exhibere ea quæ decent facientem, sed et
ægrum et præsentes et externa.

deux ans en arrière, le mal que
j'ai voulu signaler s'est accru
d'une manière effrayante. Il est
tel à mes yeux, quand je considère le nombre des personnes qui
en somme seront victimes de la
folie du jour, que je doute que la
peste la plus meurtrière puisse
exercer autant de ravages dans
une ville que les nouvelles constructions en feront à Paris. Je m'ex-
plique : la peste sacrifie les individus qu'elle atteint, mais elle
respecte l'espèce. Le mal qui nous
consume, semblable à la vérole,
attaque les individus, et dans les
individus l'espèce, ou, tout au
moins, met au rebut un grand

nombre de familles , dont l'extinction totale et certaine est marquée peu de générations après.
La peste frappe de grands coups,
des coups d'éclat ; elle jette l'é-
pouvante dans le monde , elle
inspire une terreur qui force les
plus insoucians à se mettre en
garde contre elle , et à fuir la
contagion. Dans nos habitations
meutrières le danger s'accroît par
la sécurité , ou nous forme une
cause de destruction non moins
redoutable dans ses effets que la
peste , mais qui , marchant à la
muette et à pas lents , marque ou
enlève ses victimes les unes après
les autres , et pourrait anéantir

une partie de la population, sans exciter la moindre défiance de la part de la multitude.

Ces choses considérées, et d'autres encore dont je parlerai, j'ai pu dire que les effets des constructions nouvelles sont plus désastreux que ceux de la peste : et je puis ajouter que, si les grandes villes sont des moyens d'extinction de notre espèce, aucune ville n'a jamais plus efficacement atteint ce but que Paris au moment où j'écris.

PREMIÈRE NOTE.

UNE personne à laquelle j'ai communiqué mon manuscrit m'a fait l'observation, que j'aurais à dos les propriétaires des maisons neuves ; mais que, par compensation, j'aurais pour moi les propriétaires des maisons anciennes, qui sont les plus nombreux. Cette personne ne connaissait pas les hommes, ou plutôt le temps présent. Le siècle de l'avarice est aussi celui de l'égoïsme ; ceux dont mon écrit favoriserait les intérêts jouiraient paisiblement et sans mot dire, tandis que ceux

qui se croiraient lésés élèveraient la voix, et s'agiteraient de
toutes les manières. Il n'y aurait
donc ni balance en ma faveur, ni
même compensation. Mais je n'ai
point fait ce calcul, l'idée ne m'en
est jamais venu à l'esprit. Une
pensée généreuse exclut ce genre
de prudence,

Si mes représentations pouvaient jouir d'assez de crédit pour
laisser momentanément les maisons neuves inhabitées, je ne por-
terais pas préjudice à ceux qui en
ont la propriété; je n'ai pas dit
qu'il ne fallait pas habiter les
maisons neuves, mais seulement
qu'on les habitait trop tôt. En

parlant ainsi , je n'ai fait que rappeler ce qui a été dit cent et cent
fois avant moi , et ce qui est dans
la bouche des médecins expérimentés et de toutes les personnes
prudentes dont je ne suis que l'é-
cho. Les propriétaires doivent se
rappeler que l'exemption d'impôt
foncier, qui est accordée pendant
deux ans, trois ans depuis peu , à
ceux qui bâtissent , n'est point
une prime d'encouragement, mais
un dédommagement des non-va-
leurs occasionées de tout temps ,
le nôtre excepté, par l'inoccupa-
tion des maisons neuves les premières années. Les maisons étant
louées avant d'être bâties, comme

cela se pratique en ce moment, les propriétaires n'ont plus droit à l'exemption de l'impôt foncier ; je dirai plus, c'est que, toute prévention injuste mise de côté, l'exemption de l'impôt foncier, dans ce cas, est tout à la fois un abus et une injustice : un abus, parce que l'indemnité est de trop où il n'y a pas lésion ou dommage ; injustice, parce qu'un dégrèvement non dû, accordé aux uns, devient une surcharge pour les autres.

J'ai dit que l'exemption de l'impôt foncier n'est point une prime accordée à ceux qui bâtissent. Un exemple mémorable suffit pour prouver qu'elle ne peut être telle dans aucun cas. S'il fut jamais un moyen d'encourager à bâtir, ce fut celui que Napoléon employa pour voir s'élever sous ses yeux les bâtimens de la rue de Rivoli. Par un décret solennel, il accorda trente années d'exemption d'impôt foncier à tous ceux qui bâtiraient sur ce terrain. Eh bien! malgré cette énorme prime d'encouragement, les terrains de la rue de Rivoli restèrent nus. Depuis on a profité du bénéfice du décret; mais d'autres, qui ne jouissaient pas du même avantage, avaient commencé, les premiers, par donner le branle, en construisant dans différens quartiers.

La principale raison de la prospérité des entreprises de bâtiment , tient à ce que, depuis dix ans, la population de Paris s'est accrue, et qu'elle s'accroît journellement : elle tient à l'augmentation des loyers, qui a été une spéculation à part dont les propriétaires des maisons profitent. Elle tient encore à d'autres causes dont je ne suis pas en état de parler. Mais , lorsqu'il y aura un certain nombre d'écriteaux pendant aux portes des maisons dans tous les quartiers , on cessera de bâtir, et alors tous les encouragemens qu'on pourrait donner auraient le sort de celui de Napoléon.

En définitive c'est que, pour le moment, les capitalistes et les entrepreneurs trouvent leur compte à bâtir; il n'y a rien de plus. *

* A côté de la question d'argent dont je viens de parler incidemment, il en est une autre de morale et d'humanité, dans laquelle il s'agirait d'examiner jusqu'à quel point sont licites les spéculations du jour sur les maisons : s'il était démontré surtout que les avantages exorbitans qu'offrent aujourd'hui ces mêmes spéculations dépendent en grande partie d'un abus qui compromet au moins, pour le présent, la santé et l'existence d'un grand nombre de personnes de toutes les classes ; mais je laisse à d'autres l'examen de cette question.

CETTE note peut être regardée comme un appendice de ma 4e observation, p. 59. Elle est relative aux précautions à prendre de la part des personnes qu'on envoie à la campagne pour rétablir leur santé.

J'ai cité, dans ma 4e observation, l'exemple de deux guérisons opérées spontanément par le seul déplacement des malades, et en les faisant passer de la ville à la campagne. Je ne dois pas taire que ce moyen n'a pas toujours un égal succès, et que des personnes sont revenues plus malades de la campagne qu'elles ne l'étaient avant d'avoir quitté la ville. Rendons raison de ces chances.

Ces chances diverses peuvent être rapportées à deux causes, qui sont :

1º L'état des malades ;

2º Les précautions à prendre pour que le séjour de la campagne soit profitable.

Il est certain que, si un malade est atteint d'une maladie mortelle, le séjour de la campagne ne le guérira pas : il doit périr.

Il est également certain qu'un malade guérissable court la chance de ne pas guérir, si, tout étant à la campagne, il néglige certaines précautions, indispensables pour pouvoir se rétablir. Or, c'est précisément ce qui arrive dans beaucoup de cas, et ce que je veux combattre ici.

Les conseils que les médecins donnent en cette circonstance sont presque toujours subordonnés, dans l'exécution, à des considérations frivoles de tous les genres, dont la plupart sont déplacées et devraient être mises de côté quand il s'agit de la vie. Un malade ordinairement ne quitte pas la ville seul; il faut qu'il emmène avec lui tout l'attirail de ses habitudes

urbaines, ses prétentions et jusqu'à ses ridicules ; en un mot,
on veut vivre à la campagne
comme on vivait à la ville. Si
c'est une dame, pour peu qu'elle
soit du bon ton, elle ne peut partir
sans que la voiture destinée à la
transporter ne soit encombrée de
malles, de cassettes de toutes
grandeurs, et de cartons. C'est
l'ombre qui suit le corps ; j'en demande pardon aux dames, je ne
veux point les contrarier ; je
prends seulement la liberté de
leur représenter, dans l'intérêt de
leurs personnes, qu'on empire
son état en se conduisant ainsi,
parce que tout cet attirail d'objets

destinés à la toilette, fait nécessairement rentrer dans le servage
de la mode et des obligations de
la société, et que cet esclavage
ne s'accorde point avec l'entière
liberté dont les malades doivent
jouir pour se conduire d'après les
conseils du médecin, et convenablement à leur position. Il suffit
bien, dans ce cas, d'avoir à s'occuper du nécessaire, sans avoir encore à songer à l'inutile. Bref,
pour guérir il faut vivre simple-
ment et sans tant de façon.

La première chose et la plus importante est sans contredit le choix
du lieu où l'on doit faire sa demeure. Il doit jouir d'un air pur

et doux ; être éloigné des rivières, des étangs et des grands bois, à l'abri des vents froids et violens ; avoir des promenades variées et agréables. Les environs de Paris, dans beaucoup d'endroits, réunissent ces conditions et offrent aux malades un séjour aussi sain que délicieux. Mais des raisons de convenances particulières, et l'habitude des plaisirs factices, font mépriser les avantages offerts si libéralement par la nature. On ne veut pas d'une campagne isolée et privée de sociétés ; autant vaudrait s'enterrer vif. On préfère donc des endroits fréquentés ; et pour se satisfaire on va chercher la santé dans des lieux où l'on trouverait plus sûrement la maladie si l'on était bien portant. Voilà ce que j'ai observé maintes fois. Ainsi, par exemple, j'ai vu nombre de personnes malades ou convalescentes aller chercher la santé dans les bas de Sèvres et de Saint-Cloud ; ce qui est très-mal choisir, d'après ce que j'ai dit : ces bas sont constamment froids et humides, à raison de la rivière et des coteaux boisés dans lesquels ils sont étroitement enclavés. Il faut convenir cependant qu'on y trouve de la société, des promenades spacieuses, et tout ce qui est nécessaire à la vie, sans comp-

ter la facilité et le bon marché du
transport des personnes, ce qui
est sous tous les rapports agréable
et commode. Mais je ne perds point
de vue mon objet ; il ne s'agit pas
ici d'une partie de plaisir ou d'un
séjour de pur agrément à la campagne. C'est la santé qu'il s'agit
de rétablir ; c'est la vie qu'il faut
conserver. Or, il n'y a rien dans
toute cette conduite qui aille au
but qu'on se propose : par la plus
étrange des contradictions, en dé-
sirant la santé on se comporte de
manière à la compromettre irré-
médiablement. C'est ainsi, par
exemple, que j'ai vu des femmes
délicates et malades, au lieu d'a-

voir des vêtemens chauds et simples, la tête convenablement couverte, les pieds chaussés de manière à ne pas ressentir l'humidité de la terre, se parer de robes élégantes, de chapeaux ornés de fleurs ou de plumes, chausser des souliers d'étoffe dont la semelle n'avait point d'épaisseur; et, dans cet accoutrement de bal, bien plus que de malade ou de convalescent, se promener sur l'herbe et la terre encore mouillées; ou le soir au déclin du jour s'exposer à l'humidité de l'air, assises sur des chaises dans une avenue fréquentée par le beau monde. Qu'elles reviennent ensuite à Paris, et qu'elles disent : La campagne ne m'a pas réussi, cela se croit facilement ; mais méritent-elles autre chose ?

C'est de même, je veux dire non sans une compassion douloureuse, que j'ai vu dans ces mêmes lieux des enfans chétifs ou malades ajustés avec un goût exquis, et tout semblables à des poupées de modistes, conduits par des bonnes et quelquefois par leurs mères. Qu'à quelque temps de là, une de ces mères perde son enfant chéri, qu'elle se lamente, qu'elle soit inconsolable de sa perte, et qu'elle lui fasse faire un monument sépulcral ; qu'une épitaphe, gravée sur l'une des faces, exprime ses gémissemens et sa douleur ; qu'elle dépose sur sa tombe des couronnes d'immortel-les ; qu'elle l'entoure de vases remplis de fleurs ; qu'elle l'om-brage de cyprès ; qu'elle lui voue un culte : voilà la fin ; on a vu le commencement.

Quoi ! vont s'écrier des per-sonnes dont je ne suis point com-pris, vous insultez à la douleur d'une mère par des railleries cruellement déplacées ! Loin de moi cette pensée ! je respecte la douleur ; je partage, par besoin et par habitude, l'infortune des au-tres quand elle vient d'un malheur non mérité; quand, de même que la foudre, elle vient jeter la désolation et la consternation au sein d'une famille. Mais, en cette rencontre, à quels si grands é-gards suis-je donc tenu envers la douleur ! Ou ne dois-je pas, au nom de l'enfance même, m'éle-ver avec force contre une mère qui, dans l'égarement de sa va-nité, se glorifie et fait ses délices de ce qui, plus tard, doit faire son désespoir; contre une mère qui, de sa propre main, tue l'enfant qu'elle adore, et pleure ensuite sa victime ?

Ce discours est dur, mais il est dicté par le sentiment d'une véritable tendresse. Qui enseignera aux enfans des leçons que les pères et mères méprisent? Et qui peut mieux redresser ces derniers que de leur montrer les suites de leur conduite, dans le tableau fidèle des malheurs qui peuvent fondre sur eux à l'improviste et convertir des jours de joie et d'allégresse en jours de deuil et de tristesse?

UN MOT

SUR

LES EXPÉRIENCES

DE M. LE DOCTEUR MAGENDIE.

NOTA. Je n'ai pas besoin de dire que cet écrit n'a aucun rapport avec le précédent, et, par conséquent, qu'il tombe ici comme une bombe : mais je dois avouer que, sans trop regarder aux convenances, l'occasion m'a tenté. J'avais à le tirer de l'incognito auquel il avait été condamné par la forme et le volume sous lesquels il a déjà paru, tout seul, confondu dans la foule des brochures qui inondent tous les genres de littératures ; le départ de son puîné m'en donnait le moyen : j'en ai profité. S'il est accueilli du lecteur, je me croirai absous de ma brusquerie.

UN MOT

sur

LES EXPÉRIENCES

DE M. LE DOCTEUR MAGENDIE,

ou

DOUTES

SUR LA CAUSE DU VOMISSEMENT,

DÉDUITE DES EXPÉRIENCES FAITES PAR CE MÉDECIN.

———❧———

Dans le dernier siècle, deux médecins, qui jouissaient d'une grande célébrité, se trouvaient partagés d'opinion sur la cause mécanique du vomissement.

P. Chirac, de Montpellier, fondé sur des expériences qu'il avait faites, se croyait autorisé à penser et à avancer que le vomissement s'opère au moyen des contractions du diaphragme et de la pression exercée sur l'estomac par les muscles du ventre. Dans cette hypothèse, l'estomac se trouvait être passif.

Quelque temps après, Haller, appuyé sur d'autres expériences qui lui étaient propres, voyait ce phénomène d'un autre œil, et le concevait d'une tout autre manière; il s'arrêta à cette opinion contraire à celle de Chirac, que le vomissement est dû aux contractions de l'estomac. Voilà ces deux grands maîtres en opposition, et leurs disciples aux prises. Après de longs débats, auxquels le temps et la satiété mirent fin, la question resta au point où on l'avait prise, pour tomber dans l'oubli. Il appartenait à notre siècle, où la médecine est exclusivement ana-

tomique et tout expérimentale, et il
convenait plus particulièrement à un
homme qui fait sa grande occupation
des expériences sur les animaux vivans, de reproduire la question du
vomissement et de tenter d'en donner
une solution décisive. C'est aussi ce
qui a été fait avec la plus honorable
distinction par M. le docteur Magendie. Des expériences capitales, dont
l'idée neuve appartient à ce célèbre
médecin, et qu'il a exécutées avec une
courageuse habileté, l'ont mis à même
de comparer les opinions de Chirac
et d'Haller, de rejeter celle de ce dernier, et d'adopter et de confirmer
celle du médecin de Montpellier. Ainsi
que Chirac, M. Magendie regarde
comme évident et, de plus, comme
un fait positif, que l'estomac est passif
dans le vomissement, et que cet effort est dû aux contractions du dia-

phragme et à la pression des muscles abdominaux. Tel est le résultat d'un travail dont M. Magendie rend compte dans un Mémoire qui a été lu à l'Institut et livré à l'impression en 1813.

M. Magendie a-t-il complètement résolu la question du vomissement débattue avant lui? S'il nous est permis de parler, nous dirons que nous n'en sommes pas entièrement convaincus ; et l'accueil aussi prudent que flatteur du corps savant auquel il a soumis son travail, nous permettra d'élever des doutes sur les inductions qu'il tire de ses expériences. Nous allons proposer quelques-uns de ces doutes.

Nous commencerons par une réflexion que nous avons souvent faite au sujet des expériences pratiquées sur les animaux vivans. Nous demanderons si la torture à laquelle on les

applique, peut leur arracher d'autre
aveu que celui de la rage impuis-
sante, du désespoir, et de la douleur
portée à son comble. Ces sortes d'expériences endurcissent nécessairement le cœur; mais ne faussent-elles
pas le jugement? ne gâtent-elles pas
l'esprit * ? Les tourmens auxquels les
animaux sont en proie, ne les jettent-
ils pas dans des convulsions qui n'ont
lieu que quand on les provoque par
des moyens aussi barbares, et qui,
par conséquent, sont sans analogie
avec les accidens morbifiques aux-

* Dans l'introduction de mon *Essai sur le
gaz azote atmosphorique, considéré dans ses
rapports avec l'existence animale*, lu à l'Institut en 1814, j'ai mis en note cette réflexion,
avec l'intention exprimée de m'en occuper
par la suite. Les dix années qui se sont écou-
lées depuis n'ont rien changé à mes idées sur
ce point; elles n'ont fait que les confirmer de
plus en plus.

quels on veut les comparer ? Est-il bien certain, par exemple, que les phénomènes que M. Magendie a observés, en expérimentant à sa manière, puissent être comparés à ce qui se passe dans le vomissement naturel; et que les inductions qu'il tire de ses expériences méritent le degré de confiance qu'on leur accorde ? c'est ce dont il est permis de douter.

Des médecins ont avancé que les ouvertures de cadavres n'apprennent rien. Nous n'adoptons pas ce sentiment qui est exagéré : elles peuvent avoir leur utilité; mais peut-être serait-il vrai de dire que les observations cadavériques, dans maintes occasions, ressemblent aux observations météorologiques qui disent bien le temps de de la veille et se taisent sur le temps du lendemain. Quelquefois aussi, qu'on nous le pardonne, elles rappel-

lent au souvenir les propos que Mo-
lière met dans la bouche de Toinette
déguisée en médecin, au moment où
elle quitte le malade imaginaire *. A
l'égard des expériences sur les animaux vivans, il y a plus encore à dire
de la manière dont on s'y prend. Si
le cadavre est une habitation déserte,
les animaux tenaillés, mutilés, repré-
sentent une cité livrée au-dehors à la
fureur des ennemis, et au-dedans en

* TOINETTE.

Adieu, je suis fâché de vous quitter sitôt,
mais il faut que je me trouve à une grande
consultation qui doit se faire pour un homme
qui mourut hier.

ARGAN.

Pour un homme qui mourut hier?

TOINETTE.

Oui, pour aviser et voir à ce qu'il aurait
fallu lui faire pour le guérir.

(*Act.* III. *Scèn.* XIV.)

proie à toutes les calamités. Ce serait
mal choisir, sans doute, que de prendre un pareil moment pour juger des
lois, des mœurs et de l'industrie de
ses habitans. Lorsque les physiolo-
gistes se livrent à des expériences
cruelles, qu'ils supplicient les animaux pour faire leurs observations,
ne choisissent-ils pas aussi mal leur
temps? Voilà ce qui justifie ce que j'ai
avancé plus haut, en disant que ces
sortes d'expériences mettent le jugement en défaut. Dans le désordre épou-
vantable qui règne alors, où tous les
traits de l'animalité sont défigurés,
s'il est possible d'en reconnaître quelques-uns, peut-on, sans défiance,
conclure d'un pareil état de choses,
dont la mort est la suite inévitable,
aux efforts violens, mais naturels, aux
moyens desquels le corps, livré à ses
propres forces, parvient le plus sou-

vent à se débarrasser d'une cause qui le gêne, l'opprime et menace sa vie?

Les doutes qui s'élèvent contre les expériences de M. Magendie ont encore une autre source. Celle-ci veut être indiquée. Nous voulons parler d'un défaut d'attention, grave par ses conséquences, dans lequel tombent presque toujours ceux qui font des expériences ; dont Chirac et Haller n'ont point été exempts, et que M. Magendie, de son côté, n'a point évité. Il paraît qu'on est tellement capté par ce que le détail des expériences offre de saillant, qu'on perd de vue l'ensemble de son sujet, ou que, préoccupé des petites choses, on ne pense plus aux grandes. Chirac et Haller me paraissent avoir erré en ce point capital, qu'ils ont attribué le vomissement à l'action particulière de telle ou telle partie, lorsqu'il doit nécessairement

8*

résulter du concours et de l'action d'autres parties dont ils n'ont pas tenu compte. Pourquoi, par exemple, faire dépendre, comme Haller et Duverney, le vomissement des seules contractions de l'estomac, ou, comme Chirac et M. Magendie, supposer l'estomac entièrement passif, et rapporter le vomissement, d'une manière exclusive, aux contractions du diaphragme et à la pression des muscles abdominaux ? Pourquoi ne résulterait-il pas de l'action simultanée de toutes ces parties ? La masse des intestins, et le mouvement anti - péristaltique n'y entreraient-ils pour rien ? Développons notre idée. Par quel mécanisme ou par le mécanisme de quelles parties les excrémens sont-ils rendus par la bouche dans le *volvulus ileus*. Les contractions du diaphragme et la pression des muscles du

ventre ne paraissent guère devoir et
pouvoir y contribuer. N'est-il pas des
cas où la masse des intestins, comme
Bordeu l'a soupçonné, se soulève, se
porte brusquement vers le diaphragme, fait une irruption soudaine, et
comprime l'estomac du bas en haut?
La pression latérale et la pression su-
périeure ne seraient-elles que des
auxiliaires de cette pression intesti-
nale? Enfin, pourquoi l'estomac, dans
le vomissement, ne serait-il pas pressé, comprimé dans tous les sens?

En admettant l'estomac passif dans
le vomissement, comme le prétend
M. Magendie d'après ses expériences,
il s'élève de grandes difficultés. A quoi
sert alors la tunique musculaire de
l'estomac, remarquable par son irri-
tabilité; et dans cette tunique quel
est l'usage des trois plans de fibres, les
unes longitudinales, les autres per-

pendiculaires, les troisièmes obliques? Ces trois plans de fibres musculaires s'observent de même dans le tube intestinal, auquel on reconnaît un mouvement péristaltique*. L'estomac étant

---

* Un mouvement semblable, quoiqu'il ne porte pas le même nom, appartient à l'œsophage, dont l'organisation est différente de celle des intestins; car on sait que les alimens ne descendent pas dans l'estomac par leur propre poids, mais par un mouvement de pression qui s'exécute progressivement de haut en bas dans toute la longueur du canal œsophagien.

C'est par un mouvement contraire, que l'on pourrait nommer *anti-déglutitif*, et qui a de l'analogie avec le mouvement anti-péristaltique, que la nourriture est dégorgée par les oiseaux qui nourrissent leurs petits. Elle ne peut revenir de l'estomac dans leur bec que par une action opposée à celle d'avaler.

Le même mouvement anti-déglutitif a lieu dans la rumination, lorsque les alimens, entassés d'abord et macérés dans le *rumen*, ou la panse, sont ramenés de l'estomac dans la bouche des animaux, pour y être broyés par la mastication.

supposé passif dans le vomissement,
les fibres musculaires de ce viscère se
trouvent être sans usage. L'anatomie
est contre cette supposition.

Plaçons ici une réflexion qui paraît
avoir échappé à Chirac et à M. Magendie. Si le canal alimentaire jouit
d'une action non contestée dans toute
son étendue c'est-à-dire depuis le
pharynx jusqu'à l'anus ; si l'action des
intestins s'étend depuis le pylore jusqu'à l'anus, et celle de l'œsophage depuis le cardia jusqu'au pharynx, comment ces médecins n'ont-ils pas
réfléchi qu'en admettant l'inertie complète de l'estomac dans le vomissement,
c'était supposer, chose impossible,
une solution de continuité dans l'action totale du canal alimentaire ; que
c'était priver de son action et de la
première de ses facultés la partie du
canal alimentaire qui en a le plus be-

soin, et qui doit en jouir au plus haut
degré, à raison de son importance et
de l'importance de la fonction à laquelle elle est destinée ! La thèse de
l'inertie de l'estomac est donc imaginaire.

Que l'estomac ait une force de contraction moindre que celle des intestins et de l'œsophage, c'est ce dont on
peut convenir lorsqu'on considère les
capacités respectives de ces diverses
parties et la puissance de leurs tuni-
ques musculaires ; mais que celle de
l'estomac soit nulle, c'est, pour le
dire une autre fois, ce qui ne peut
être admis. L'action de l'estomac a
besoin d'aide ; seul, il ne se contrac-
terait peut-être pas d'une manière
assez violente et assez brusque pour
opérer le vomissement. Mais aidé, on
peut concevoir qu'il y coopère puis-
samment en revenant sur lui-même,

en se contractant à la manière de la
vessie urinaire et même de la matrice,
si la comparaison était permise.

Je connais quelqu'un qui, pendant
dix-huit mois, a été sujet à un vomissement quotidien et périodique.
D'après ce qu'il m'a raconté à ce sujet, le vomissement avait lieu régu-
lièrement deux heures après son dî-
ner, pendant une promenade qu'il
était dans l'habitude de faire. Un
sentiment de malaise et une pesan-
teur d'estomac qu'il éprouvait tout à
coup, l'avertissaient de suspendre sa
marche; et bientôt les alimens étaient
rejetés par un simple soulèvement
d'estomac sans aucun effort qui an-
nonçât une contraction interne violente, et nécessitât, de la part des
muscles du ventre, une action extraordinaire. Les alimens rejetés, il
continuait sa marche.

Si je pouvais me citer, je me don-
nerais pour exemple d'une anomalie
bien singulière, qui n'est pas étran-
gère à la question du vomissement.
Étant dans ma vingt-huitième année
et dans la convalescence longue et
douloureuse d'une maladie chronique dont j'avais ressenti les premières
atteintes en Italie, je m'aperçus, aus-
sitôt que je pus prendre des alimens
solides et varier ma nourriture, que
mon estomac avait une aversion dé-
cidée pour la viande de mouton. En
effet, toutes les fois que j'en man-
geais, peu de temps après le repas,
je le rendais parcelles par parcelles, au
moyen d'une espèce de rumination.
Cette rumination, qui ne paraissait
pas troubler la digestion, parce qu'elle
n'était accompagnée d'aucune nausée,
d'aucun rapport désagréable, et qu'elle
laissait l'haleine douce, durait tant

qu'il y avait dans l'estomac un atome
de mouton mêlé aux autres alimens.
Après plusieurs tentatives faites pour
m'assurer s'il y avait imagination de
ma part ou antipathie de la part de
mon estomac, je m'abstins de man-
ger du mouton, et la rumination
n'eut plus lieu.

C'est le propre des maladies chro-
niques de rendre les personnes qui
en sont atteintes très-attentives à ce
qu'elles ressentent : quand elles ne
sont pas occupées à s'affliger, elles le
sont à se tâter. Je n'étais point du
nombre de celles qui s'affligent, mais
de celles qui se tâtent, et je puis dire
que je me tâtais sans pusillanimité ;
aussi rien de ce qui se passait dans
mon être ne m'échappait. Il arrive
souvent que des petits morceaux de
charbon, qui adhèrent à la croûte du
pain, échappent à la dent et sont

avalés sans qu'on y prenne garde.
Lorsque cela m'arrivait, le charbon
revenait de même que le mouton,
et je le trouvais se promenant sur
ma langue. J'étais alors loin d'avoir
l'instruction et l'expérience que j'ai
acquises ; mais ce fait, tout petit qu'il
était, me paraissait très-remarquable.
Je le cite aujourd'hui, ainsi que le
précédent, pour demander quel rapport il peut y avoir entre les contractions du diaphragme, la pression des
muscles abdominaux, et le renvoi d'un
atome de mouton ou de charbon contenu dans l'estomac, et si ces faits,
donnés par l'observation, n'indi-
quent pas une action particulière de
l'estomac, totalement indépendante
de celle des autres organes auxquels
M. Magendie attribue spécialement
et exclusivement l'action de vomir.

La section des muscles abdomi-

naux sur la longueur et par le travers, est-elle un moyen bien sûr
pour acquérir la certitude que l'estomac ne se contracte pas dans le vomissement ordinaire ? Que conclure
de l'augmentation du volume de l'estomac et de l'effort qu'il fait, en conséquence, pour s'échapper par l'ou-
verture pratiquée aux tégumens? Rien
de ce qu'infère M. Magendie. L'augmentation de l'estomac est due à l'air
introduit dans le viscère. Mais, de ce
qu'il est capable de dilatation et
d'extension lorsqu'il est en liberté,
et qu'il a perdu son ressort, s'en suit-
il qu'il ne puisse se contracter lorsqu'il est enfermé et qu'il jouit de toute
sa contractibilité? La dilatation n'em-
porte-t-elle pas avec elle l'idée de la
rétraction ? Quant à l'effort que fait
l'estomac pour s'échapper, n'est-il
pas une suite nécessaire de son aug-

mentation ? Il sort d'une capacité dans laquelle il ne peut plus être contenu. Tout cela, je le répète, ne prouve pas que l'estomac soit incapable de contraction.

Supposons qu'au moment où une chienne souffre pour mettre bas, on fasse à l'hypogastre la section que M. Magendie a pratiquée à l'épigastre. Si la chienne ne peut mettre bas sa portée, admettra-t-on pour cela que la matrice est passive dans l'enfantement, et que l'accouchement est dû à la pression qu'exercent sur la matrice des muscles de l'hypogastre. Les accoucheurs ne seront point de cet avis. Dira-t-on également que, dans les constipations rebelles, l'expulsion des excrémens endurcis est due à la seule pression des muscles du bas-ventre ? Sans doute ils agissent, mais ils n'agissent pas seuls.

L'état violent dans lequel se trouvent
ceux qui sont constipés prouve le
contraire, et fait voir que toute la
machine y est employée. Nous pensons donc que le vomissement, comme
tous les actes qui nécessitent de
grands efforts de la part des corps
vivans, ne dépend pas de l'action de
telle partie, mais du concours de
toutes, les unes pour une faible part,
les autres pour une part plus forte,
toutes dans une proportion relative à
la force de chacune. Adoptant les
vues du père de la médecine, nous
pourrions dire, d'après l'étude de
nos propres sensations dans diverses
circonstances de la vie, que toutes
les parties du corps vivant n'ont pas
sèulement le sentiment de leurs be-
soins particuliers, mais encore que
chacune d'elles a une sorte de cons-
cience du besoin de toutes les autres;

9*

tellement que, si un organe princi-
pal est occupé à remplir ses fonctions,
les autres organes vont à son secours,
soit médiatement, soit immédiate-
ment, soit directement, soit indi-
rectement; ceux-ci, en entrant dans
une sorte d'orgasme pour l'aider,
ceux-là, en tombant dans le relâchement et l'inaction, afin de ne pas
offrir une résistance inutile ou contraire à la fonction qui s'exécute, et
pour ne pas distraire des forces, telles
que la chaleur vitale, le sentiment et
l'action organique, qui doivent être
réunies et concentrées momentanément dans l'organe qui est en travail. Dans le moment de la digestion,
par exemple, où les forces vitales
employées à la coction, à la tritura-
tion ou à la dissolution des alimens,
sont concentrées dans l'estomac, tous
les autres organes principaux parais-

sent évidemment dans un état de re-
pos ou de moindre action : la tête est
embarrassée, la circulation languit,
la respiration est moins libre, les
membres supportent avec peine et
fatigue le poids du corps ; on se sent
lourd ; il semble que la vie se ralentit
dans les organes désœuvrés, afin qu'elle
soit plus active dans celui qui travaille *.

Comparons maintenant l'expectoration au vomissement. Dans l'un et
l'autre cas, il y a expulsion violente

---

* L'inaction de certaines parties, lorsque
d'autres sont en fonction, ne peut être plus
manifeste que dans l'exercice des organes destinés à la locomotion. Pour étendre la jambe
ou fléchir le bras, il faut nécessairement que
les fléchisseurs de la jambe et les extenseurs
du bras cèdent ; et ils ne peuvent céder qu'en
tombant dans un relâchement total, dans l'inaction complète. Si les extenseurs et les fléchisseurs d'un membre se trouvaient dans un
état de contraction, d'érection égale, le mem-

de matières ou d'humeurs, et le diaphragme joue également un rôle im-
portant, quoiqu'inverse. Dans le vomissement, le diaphragme se porte
brusquement sur l'estomac : dans la
toux, il frappe itérativement les poumons. Supposons maintenant la section des nerfs phréniques. S'il ne peut
y avoir de vomissement d'après les expériences de M. Magendie, il ne peut
plus y avoir de toux et par conséquent
d'expectoration. Sera-t-on en droit de
conclure que dans l'expectoration le

bre ne pourrait ni se fléchir, ni se redresser ;
il resterait dans l'état où il se trouvait d'a-
bord ; tels sont les membres des catalep-
tiques.

C'est une autre loi de l'économie animale
que deux fonctions qui exigent un certain
effort, ne peuvent se faire d'un même coup ou
dans un même temps ; entre le besoin de pis-
ser et celui de vider le rectum, c'est le plus
pressé qui commence ; dans la règle, on ne
peut satisfaire l'un et l'autre à la fois.

poumon est entièrement passif, et que
l'expulsion des crachats est due uniquement aux secousses du diaphragme ? Nous ne le croyons pas. Nous
pensons que le diaphragme, le thorax
et les poumons, concourent, chacun
pour sa part, à l'expectoration, et
que le diaphragme, les muscles abdominaux, l'estomac, et même les intestins, concourent au vomissement.
Que la part d'action de certaines parties, telles que le diaphragme, soit la
plus forte, c'est peut-être la seule in-
duction vraie qu'on puisse tirer des
expériences de M. Magendie.

Quant à l'expérience de la vessie
de cochon substituée à l'estomac qu'on
a enlevé, nous ne pouvons concevoir
ce qu'elle a de merveilleux : nous n'y
voyons qu'une invention aussi bizarre
qu'elle est barbare. Il n'est pas besoin
d'expériences particulières pour sa-

voir qu'une vessie remplie d'eau doit
se vider par son col maintenu béant
quand on la presse. Voilà cependant
à quoi se réduit cette fameuse expérience. Qu'une vessie soit pressée par
la main ou par un moyen mécanique
quelconque, ou qu'elle le soit par le
diaphragme séparé de l'estomac et les
lambeaux des muscles et de la peau du
ventre recousus, il faut nécessairement que l'eau qu'elle contient sorte
par l'effet de la compression. Il n'y a
rien d'extraordinaire en cela; une
seule chose nous étonne seulement,
c'est cette préoccupation de l'esprit,
qui permet de comparer la trépidation
convulsive des parties lacérées, muti-
lées, aux efforts momentanés de ces
mêmes parties, conservant leur inté-
grité, et faisant partie du tout animal.
C'est l'oubli total de cette première
loi des corps vivans : *Confluxus*

unus, conspiratio una, consentientia omnia. Hip.

Nous passons à d'autres considérations. Ceux qui se livrent à l'étude de la nature, conviendront que, dans les expériences délicates, le moindre fait inaperçu, le plus petit phénomène qui échappe à l'attention peut jeter l'observateur dans une fausse route et l'égarer dans ses raisonnemens. Que penser ici des conséquences que l'on a pu tirer de l'expérience de la vessie, dans laquelle on n'a tenu aucun compte de la douleur et du changement qu'elle apporte dans le mode d'action des parties plus ou moins lésées et, par contre-coup, dans l'état de celles qui sont restées intactes ? On voit un animal éventré, un estomac enlevé, des vaisseaux liés, l'extrémité de l'œsophage coupé et appliqué sur une canule de gomme élastique et fortement serré par des tours de fils, les muscles de l'abdomen coupés d'abord, puis rapprochés, et maintenus par un point de suture. Que de souffrances accumulées dans un être vivant! D'un autre côté, on aperçoit de graves personnages, de froids témoins, qui, parce qu'ils ne souffrent pas, oublient qu'ils martyrisent un être sensible. C'est... que dire? l'expression nous manque! c'est du cartésianisme en action.

Par ces raisons et par toutes celles que nous avons déduites, lesquelles s'appuient dans leur ensemble sur cette considération tirée de l'oubli de la première loi de la vie animale, celle du *consensus unus*, nous croyons pouvoir dire que l'opinion de Chirac et celle d'Haller sont également insoutenables, qu'elles sont également fausses ; et que les expériences de M. Ma-

gendie entachées des mêmes vices ne
décident rien, absolument rien, * sur
la question du vomissement, malgré
l'assentiment d'une commission com-
posée d'hommes devant lesquels nous
nous inclinons d'ailleurs : il n'est pas
permis de comparer des aveux oble-

---

* Comme cette décision peut paraître trop
tranchante, admettons, contre tout ce que
nous avons avancé, que M. Magendie ait as-
signé la véritable cause du vomissement, qu'il
ait sur ce point découvert le secret de la nature, et proposons la question suivante :
Peut-on regarder la cause du vomissement
qui a lieu dans la grossesse, dans la migraine,
dans certaines affections du cerveau, dans la
colique hépatique, dans la néphrétique, dans
la passion illiaque, etc., comme identique ?
cela n'est pas vraisemblable, ou plutôt cela
répugne. Or, si la cause du vomissement va-
rie comme toutes les affections, à quoi peut
servir la connaissance du cas particulier et
contre nature que M. Magendie a découvert ?
La réponse à cette observation nous paraît
difficile.

nus par la torture des expériences, quelque savante qu'on la suppose, avec ce qui se passe dans l'homme et les animaux livrés aux seules chances des maladies et des accidens que leur nature comporte. C'est chercher la vérité non pas dans la vérité même, mais dans des apparences vaines et mensongères, *non in veritate, sed in vanitate.*

Nous ajouterons, par compensation, que, si la curiosité humaine n'est pas satisfaite, la véritable science, celle à laquelle on peut atteindre et qui est la seule utile, n'y perd rien. Que les médecins puissent faire vomir dans les circonstances qui l'exigent; qu'ils aient découvert des médicamens propres à cet objet; que leur nombre et leur plus ou moins d'énergie laissent le choix en cas de besoin, voilà qui est bon. Mais, qu'on sache, ou non, comment on vomit , c'est ce qui paraît fort indifférent et ce que nous tenons pour impossible.

Divina mens edocuit homines sua opera imitari , cognoscentes quæ faciunt, et ignorantes quæ imitantur. Hip.

FIN.

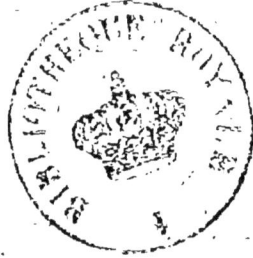

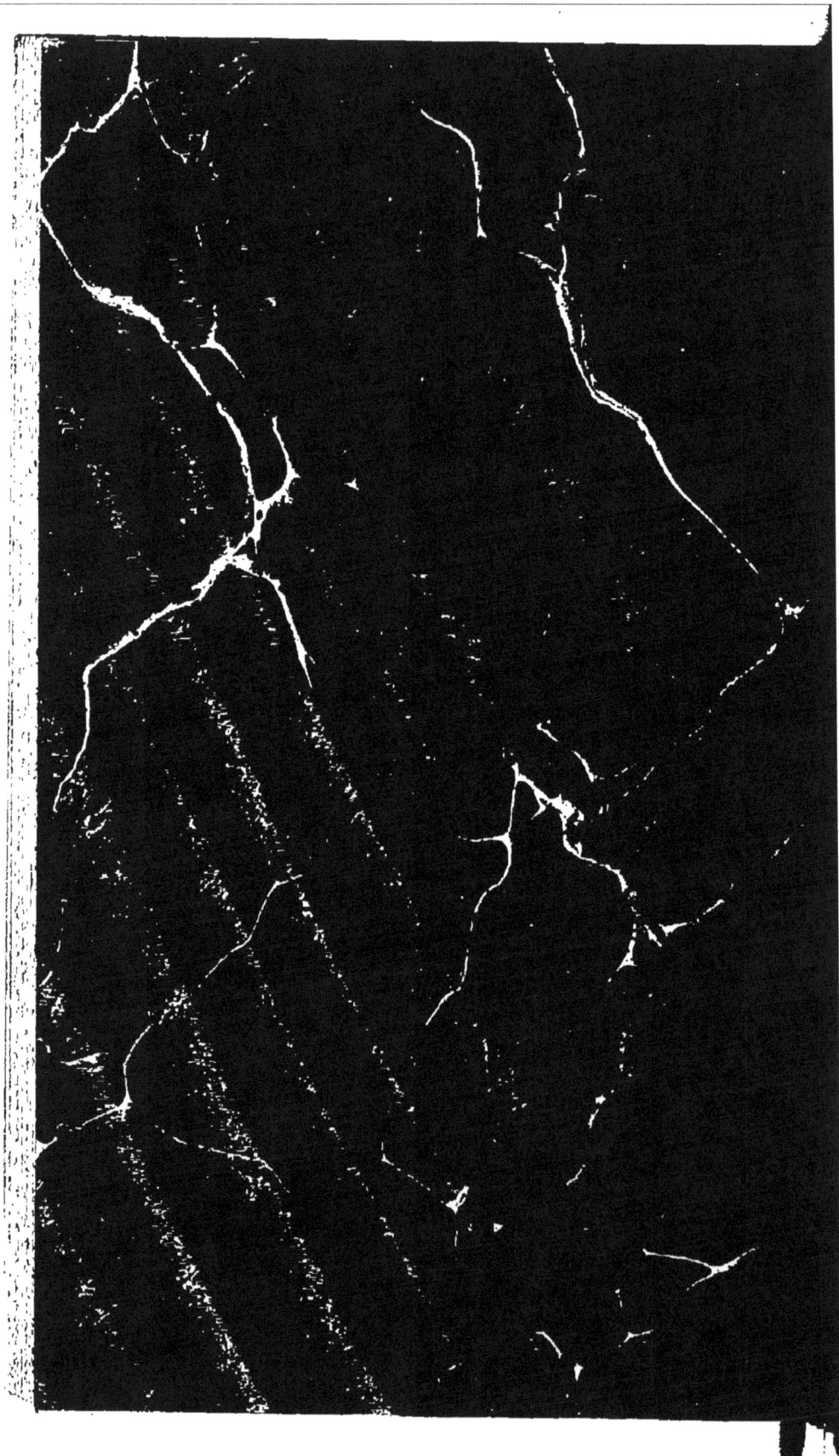

www.ingramcontent.com/pod-product-compliance
Lightning Source LLC
Chambersburg PA
CBHW050118210326
41519CB00015BA/4009